Oliver C. Thamm

Stammzelltherapie chronischer Wunden

Oliver C. Thamm

Stammzelltherapie chronischer Wunden

Südwestdeutscher Verlag für Hochschulschriften

Impressum / Imprint
Bibliografische Information der Deutschen Nationalbibliothek: Die Deutsche Nationalbibliothek verzeichnet diese Publikation in der Deutschen Nationalbibliografie; detaillierte bibliografische Daten sind im Internet über http://dnb.d-nb.de abrufbar.
Alle in diesem Buch genannten Marken und Produktnamen unterliegen warenzeichen-, marken- oder patentrechtlichem Schutz bzw. sind Warenzeichen oder eingetragene Warenzeichen der jeweiligen Inhaber. Die Wiedergabe von Marken, Produktnamen, Gebrauchsnamen, Handelsnamen, Warenbezeichnungen u.s.w. in diesem Werk berechtigt auch ohne besondere Kennzeichnung nicht zu der Annahme, dass solche Namen im Sinne der Warenzeichen- und Markenschutzgesetzgebung als frei zu betrachten wären und daher von jedermann benutzt werden dürften.

Bibliographic information published by the Deutsche Nationalbibliothek: The Deutsche Nationalbibliothek lists this publication in the Deutsche Nationalbibliografie; detailed bibliographic data are available in the Internet at http://dnb.d-nb.de.
Any brand names and product names mentioned in this book are subject to trademark, brand or patent protection and are trademarks or registered trademarks of their respective holders. The use of brand names, product names, common names, trade names, product descriptions etc. even without a particular marking in this work is in no way to be construed to mean that such names may be regarded as unrestricted in respect of trademark and brand protection legislation and could thus be used by anyone.

Coverbild / Cover image: www.ingimage.com

Verlag / Publisher:
Südwestdeutscher Verlag für Hochschulschriften
ist ein Imprint der / is a trademark of
OmniScriptum GmbH & Co. KG
Heinrich-Böcking-Str. 6-8, 66121 Saarbrücken, Deutschland / Germany
Email: info@svh-verlag.de

Herstellung: siehe letzte Seite /
Printed at: see last page
ISBN: 978-3-8381-5075-8

Zugl. / Approved by: Köln, Universität Witten/Herdecke, Habilitation, 2015

Copyright © 2015 OmniScriptum GmbH & Co. KG
Alle Rechte vorbehalten. / All rights reserved. Saarbrücken 2015

INHALTSVERZEICHNIS

1. Vorwort	**7**
2. Einleitung	**5**
2.1 Physiologische Wundheilung	5
2.2 Die gestörte Wundheilung	7
2.2.1 Ursachen	7
2.2.2 Pathophysiologie	8
2.3 Unterschiede akuter und chronischer Wunden	9
2.4 Aktuelle Therapieverfahren chronischer Wunden	11
2.5 Epidemiologische und sozioökonomische Aspekte	14
2.6 Stammzellen	15
2.6.1 Embryonale Stammzellen	15
2.6.2 Adulte Stammzellen	16
2.6.3 Mesenchymale Stammzellen	17
2.6.4 Adipose-derived stem cells (ASCs)	17
2.6.5 Stammzellen in der Wundheilung	19
2.7 Hydroxyectoin (HyEc)	20
2.8 Herleitung der Fragestellungen	21
3. Material und Methoden	**23**
3.1 Labormaterialien	23
3.2 Methoden	25
3.2.1 Proliferationsmedium	25
3.2.2 Vollmedium (VM)	26
3.2.3 Oil Red O Lösung	26
3.2.4 Trypanblau Lösung	26
3.2.5 Paraformaldehyd Lösung (PFA)	27
3.2.6 Isolation von Adipose-derived stem cells	27
3.2.7 Immunphänotypisierung	27
3.2.8 Adipogenese	28
3.2.9 Keratinozyten (HaCaT)	28
3.2.10 Kultivieren und Passagieren	28
3.2.11 Kryokonservierung	29
3.2.12 Acute Wound Fluid (AWF)	29
3.2.13 Chronic Wound Fluid (CWF)	30

3.2.14 Gestamtproteinbestimmung (Bradford) — 31
3.2.15 Morphologie unter dem Phasenkontrastmikroskop — 32
3.2.16 Viabilitäts- / Proliferationstest (MTT) — 32
3.2.17 Transwell-Migrations-Assay (Insert-Kulturen) — 32
3.2.18 Scratch-Migrations-Assay — 33
3.2.19 Quantitative Real Time Polymerase Chain Reaction (qRT-PCR) — 33
3.3 Statistische Auswertung — 34

4. Ergebnisse — 35

4.1 Charakterisierung der ASCs — 35
4.2 Analyse der Wundflüssigkeiten — 36
4.3 Zell-Morphologie — 37
4.4 Proliferation von ASCs und Keratinozyten — 38
4.5 Migration von ASCs und Keratinozyten — 40
4.6 Genexpression von ASCs und Keratinozyten — 43

5. Diskussion — 51

6. Originalarbeiten — 60

7. Ausblick — 61

7.1 Translationale Forschung — 61
7.2 Lipofilling-Studie — 61
   7.2.1 Wissenschaftlicher Hintergrund — 61
   7.2.2 Studiendesign — 62
   7.2.3 Studienablauf — 64
   7.2.4 Statistik — 66
   7.2.5 Zwischenergebnisse — 67
7.3 Laufende experimentelle Projekte — 69
   7.3.1 CoCulture-Projekt — 69
   7.3.2 Leptin in der chronischen Wunde — 70
7.4 Geplante Projekte — 70
   7.4.1 Etablierung eines „erweiterten in-vitro-Wundmodells" — 71
   7.4.2 AMG-Studie zur therapeutischen Stammzelltransplantation — 71

8. Zusammenfassung — 72

9. Literaturverzeichnis — 74

10. Abkürzungsverzeichnis	**87**
11. Danksagung	**90**
12. Anhänge	**91**
12.1 Patienteninformationen und Einwilligungen	**91**
12.1.1 Acute Wound Fluid (AWF)	91
12.1.2 Chronic Wound Fluid (CWF)	93
12.1.3 Adipose-derived stem cells (ASCs)	95
12.1.4 Lipofilling-Studie	97
12.2 Standard Operation Procedures (SOPs) der Lipofilling-Studie	**101**

1. Vorwort

Die Grundlage dieser Habilitationsschrift bilden eigene experimentelle Untersuchungen an Zellkulturen am *Institut für Forschung in der operativen Medizin* (IFOM) der *Universität Witten/Herdecke* (UW/H). Die Versuche wurden während der Zeit meiner Tätigkeit als wissenschaftlicher Mitarbeiter selbständig und anschließend unter meiner Supervision von einer Rotationsärztin und von Doktoranden durchgeführt. Ein Teil der Experimente wurde finanziell von der Firma Bitop AG (Witten, Deutschland) unterstützt. Die Ergebnisse der Untersuchungen wurden in Form von drei Originalarbeiten (als Erst- bzw. Letztautor) in internationalen Fachjournalen publiziert und sind gesondert aufgeführt.

Ein wichtiges Forschungsziel im wissenschaftlichen Profil der Universität Witten/Herdecke stellt die translationale Forschung dar. Sie bezeichnet die enge Verknüpfung von experimenteller und klinischer Forschung sowie den direkten Transfer gewonnener Erkenntnisse aus der Grundlagenforschung in die Klinik („from Bench to Bedside"). Die Ergebnisse der vorliegenden Arbeit lieferten die Grundlage für eine umfangreiche prospektiv-randomisierte klinische Studie zur Verbesserung der Wundheilung, die bei Fertigstellung der Habilitationsschrift noch nicht abgeschlossen war.

Die Darstellung von Material und Methodik sowie die Präsentation der Ergebnisse der experimentellen Forschungsarbeit bilden den Hauptteil der Habilitationsschrift. Zusätzlich wird die direkte Translation der gewonnen Resultate in die klinische Forschung dargestellt, indem die Entwicklung der klinischen Interventionsstudie erläutert und eine Zwischenanalyse der bereits erhobenen Ergebnisse präsentiert wird. In der Diskussion erfolgt eine Erörterung und Bewertung der eigenen Ergebnisse unter Berücksichtigung der aktuellen Literatur, was abschließend zu einer kritischen Würdigung des Stellenwertes adulter mesenchymaler Stammzellen bei der Therapie chronischer Wunden führt.

2. Einleitung

2.1 Physiologische Wundheilung

Die Haut, als größtes Organ des menschlichen Körpers, bedeckt mit dem verhornenden, mehrreihigen Epithel und den Hautanhangsgebilden die gesamte äußere Oberfläche des Körpers. Sie wird unterteilt in Epidermis und Dermis. Die Epidermis besteht zu über 90% aus Keratinozyten, die sich in einem ständigen Regenerationsprozess befinden. Sie durchlaufen unterschiedliche Differenzierungsstadien, in denen sich ihre Morphologie und die Genexpression ändert.[1] An der Basalmembran im Stratum basale befinden sich Keratinozyten mit unbegrenztem Teilungspotenzial, die auch als epidermal stem cells (ESCs) bezeichnet werden, und die sogenannten transient amplifying cells (TACs). Diese entstehen aus den ESC, treten nach wenigen Teilungszyklen in eine terminale Differenzierung ein und enden schließlich im Stratum corneum als abgestorbene Hornschuppen des mehrschichtig verhornenden Epithels.[2] Die Hornschuppen schilfern kontinuierlich ab und werden durch nachrückende, absterbende Keratinozyten ersetzt. An die Basalmembran schließt sich die kapillarhaltige Dermis an, in deren extrazelluläre Matrix (ECM) u. a. die kollagenproduzierenden Fibroblasten eingebettet sind.

Verletzungen, bei denen die Basalmembran intakt bleibt, heilen ohne Narbenbildung durch Proliferation von Keratinozyten aus der Basalzellschicht ab.[3] Werden tiefere Hautschichten verletzt, erfolgt eine Defektheilung mit Ausbildung von Narbengewebe. Die physiologische Wundheilung wird nach morphologischen Kriterien in vier Phasen eingeteilt:[4]

- Exsudative (inflammatorische) Phase [1-3 Tage]
- Proliferative Phase (Granulationsphase) [1-10 Tage]
- Regenerative (reparative) Phase [2-3 Wochen]
- Remodellierungsphase (Maturation) [bis zu 1 Jahr]

Nach einer Verletzung kommt es zunächst zur Aktivierung der Blutgerinnung mit Ausbildung eines Thrombus zum vorübergehenden Verschluss der Wunde. Das dabei gebildete Fibrinnetz ermöglicht eine Adhäsion der Wundränder. In der *exsudativen Phase* kommt es durch Ausschwemmung von Schmutz und Bakterien zur Reinigung der Wunde. Im Exsudat enthaltene Makrophagen und Granulozyten sind an der unspezifischen Immunreaktion beteiligt, räumen Fremdkörper und

Zelltrümmer ab und aktivieren über Sekretion von inflammatorischen Zytokinen und Wachstumsfaktoren weitere an der Wundheilung beteiligte Zellen.[5] Die exsudative Phase dauert bis zu 3 Tage an, bevor die *proliferative Phase* beginnt. Das zuvor gebildete Fibrinnetz wird durch Plasmin abgebaut (Fibrinolyse), während eingewanderte Fibroblasten proliferieren und über Kollagensynthese den Aufbau der ECM einleiten. Die Migration der Fibroblasten wird durch *Matrixmetalloproteinasen* (MMPs) erleichtert, die über ihre proteolytische Aktivität die ECM degradieren und verschiedene Zytokine und Wachstumsfaktoren spalten können. Sie nehmen eine wichtige Rolle in der Regulation des Heilungsprozesses ein und werden ihrerseits über *tissue inhibitors of matrix metalloproteinases* (TIMPs) gesteuert.[6] Aktivierte Fibroblasten und ortsständige Keratinozyten induzieren über Sekretion von *vascular endothelial growth factor* (VEGF), *fibroblast growth factor 1* (FGF-1) und *basic fibroblast growth factor* (b-FGF) die Angiogenese.[7] VEGF und b-FGF sind zwei Schlüsselproteine in Wundheilungsprozessen.[8,9] VEGF stimuliert die Angiogenese über den *hypoxia-inducible factor* (HIF)-1α Signaltransduktionsweg,[10] während b-FGF positive Effekte auf Proliferation, Migration und angiogenetische Prozesse hat.[11] Kapillaren sprossen in das entstehende Granulationsgewebe ein, welches die Grundlage für die darauf folgende *regenerative Phase* bildet.

Hierbei kommt es zur Epithelisierung und damit zum vollständigen Verschluss der Wunde. Fibroblasten und eingewanderte Entzündungszellen aktivieren durch Ausschüttung von *epidermal growth factor* (EGF), *keratinocyte growth factor* (KGF) und *insulin-like growth factor* (IGF) Keratinozyten, die ohne initiale Proliferation vom Wundrand aus in die Wunde migrieren.[12,13] Über Zell-Zell-Kontakte kommt es schließlich zu einer vollständigen Bedeckung des Wundgrundes mit eingewanderten Keratinozyten. Durch Proliferation werden neue Basalzellen generiert, die über Proteinsynthese die spätere Basalmembran ausbilden.[14] Die Keratinozyten verankern in der neu gebildeten Basalmembran und induzieren die Zellteilung der Basalzellen, wodurch eine neue epidermale Struktur entsteht.[15] Die Epidermis einer Narbe ist stets dünner und mechanisch weniger belastbar als die der gesunden Haut. Die regenerative Phase beginnt etwa nach 8 Tagen und dauert je nach Wundgröße bis zu mehrere Wochen an.

Als letztes schließt sich die *Remodellierungsphase* an, die streng genommen nicht mehr der Wundheilung, sondern eher der Narbenheilung zugeordnet werden sollte. Sie kann bis zu einem Jahr andauern und ist individuell verschieden.[16] In dieser Phase erfolgen Umbauprozesse im Narbengewebe. Das in der Granulationsphase vorwiegend gebildete Kollagen Typ III wird zu Kollagen Typ I umgebaut, die Kollagenfibrillen ordnen sich parallel an und werden vernetzt.[14] Die Narbe schrumpft, ihre Konsistenz wird fester, und die anfängliche Rötung blasst ab. Dies ist Folge einer reduzierten Stoffwechselaktivität mit konsekutivem Rückgang neugebildeter Blutgefäße durch Apoptose der Endothelzellen.[17]

2.2 Die gestörte Wundheilung

2.2.1 Ursachen

Es gibt vielfältige Ursachen, die zu einer pathologischen Wundheilung führen (Tabelle 1). Diese können temporär vorhanden oder wie in den meisten Fällen chronischer Natur sein. Zu den temporären Ursachen gehört die lokale Gewebekompression, die bei immobilen Personen infolge insuffizienter Lagerung auftreten kann. Ebenfalls temporär kann eine venöse Stauung, z. B. bei tiefer Beinvenenthrombose oder Stammvarikosis der unteren Extremität, negativen Einfluss auf die Wundheilung nehmen. Nach Beheben der Ursache, z. B. durch Thrombolyse oder Exhairese von Varizen, kann die Wundheilung wieder ungestört ablaufen.

Arteriell	Atherosklerose
	Arteriovenöse Malformation
lymphatisch	Lymphödem
gemischt	Venös-arterielle Vaskulitits
	Systemischer Lupus erythematodes,
	Rheumatoide Arthritis, Sclerodermie,
	Polyarteriitis nodosa, Wegner-Granulomatose
venös	Venöse Stauung
kompressiv	Querschnittslähmung, Immobilität, hohes Alter
neuropathisch	Diabetes mellitus, Periphere Polyneuropathie
hämatologisch	Polycytämia rubra vera, Sichelzellanämie
traumatisch	Verbrennung, Erfrierung, Bestrahlung
neoplastisch	Basalzellkarzinom, Plattenepithelkarzinom,
	Melanom, Marjolin-Ulkus, Morbus Bowen
andere	Sarkoidose, Adipositas, Pyoderma gangränosum

Tabelle 1: Differentialdiagnosen bei gestörter Wundheilung gegliedert nach der zugrundeliegenden Ursache (modifiziert nach Nathan et al.)[18]

Im Gegensatz dazu gibt es chronische Erkrankungen, die zu einer dauerhaften Störung der Wundheilung führen. Bei über 70% der Fälle ist die Ursache eine Ischämie auf dem Boden von Diabetes mellitus, *chronisch venöser Insuffizienz* (CVI) und chronischer Kompression (Dekubitus).[19] Auch die *periphere arterielle Verschlusskrankheit* (pAVK) als Folge einer generalisierten Atherosklerose geht häufig mit trophischen Störungen und einer gestörten Wundheilung einher. Als Sonderfall sind großflächige Verbrennungen zu nennen, bei denen es aufgrund der begleitenden Verbrennungskrankheit und deren Folgen zu einer multikausalen Einschränkung der Wundheilung kommen kann.

2.2.2 Pathophysiologie

Abgesehen von wenigen Ausnahmen (Pyoderma gangränosum, Polyneuropathie, Neoplasie) liegt stets eine Perfusionsstörung des betroffenen Gewebes vor. Dies führt zu einer Reihe von pathologischen Folgeerscheinungen, die in Abbildung 1 graphisch veranschaulicht sind.

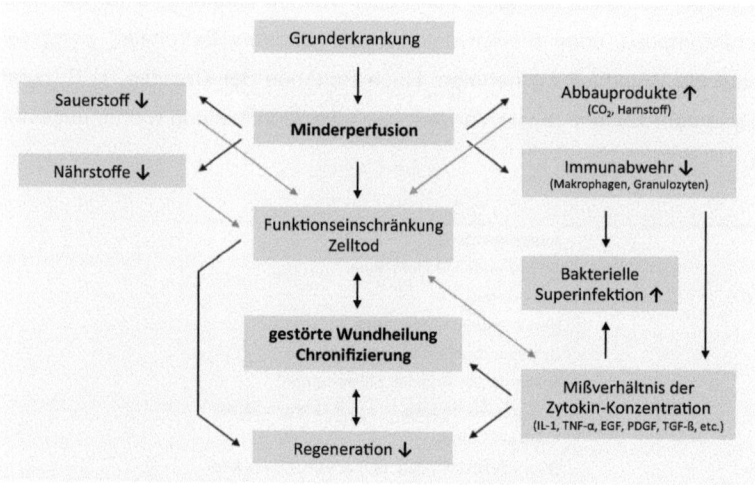

Abbildung 1: Pathophysiologische Zusammenhänge bei gestörter Wundheilung

Bei Minderperfusion (Ischämie) des Gewebes kommt es zum Sauerstoff- und Nährstoffmangel und damit zu einem katabolen Zellstoffwechsel. Konsekutiv häufen sich Abbauprodukte wie Harnstoff und Kohlendioxid im Gewebe an. Dies führt zur Einschränkung der Zellfunktion bis hin zum Zelltod (Nekrose). In ischämischem Gewebe fällt die akute humorale Immunreaktion zunächst abgeschwächt aus, da weniger Immunzellen wie Monozyten und Granulozyten das geschädigte Gewebe erreichen. Dadurch werden sekundäre bakterielle Infektionen begünstigt, die ihrerseits wiederum zu Gewebsnekrosen führen. Später, bei Reperfusion, kommt es zur Ausbildung einer chronischen Entzündung mit Vermehrung der Gewebsmakrophagen. Lysierende Enzyme der Bakterien fördern die Gewebedestruktion, die Wundfläche wird größer, und tiefer liegende Gewebeschichten werden betroffen. Auch das Vorkommen freier Radikale *(reaktive oxygen species, ROS)* wird im Zusammenhang mit dem Zelluntergang diskutiert.[20] Die Peroxidation von Fetten durch ROS führt zur Degradierung von Membranlipiden mit konsekutiver Schädigung der Zellen. Als Folge der chronischen Inflammation, der Zellschädigung und der beeinträchtigten Funktion ortsständiger und eingewanderter Zellen kommt es zu einem Mißverhältnis der Zytokin-Konzentrationen.

Ein zeitgerechter Ablauf der in Abschnitt 2.1 beschriebenen Heilungsphasen ist Voraussetzung für eine kompetente Wundheilung. Störungen können dabei vor allem im Zusammenhang mit mangelhafter Vaskularisation und einem gestörten Zytokingleichgewicht auftreten. Das Gewebe reagiert empfindlich auf ein vermindertes Sauerstoff- und Nährstoffangebot. Diese Situation kann zum Beispiel im Rahmen von systemischen Stoffwechselerkrankungen mit Verschiebungen der Homöostase, wie bei Diabetes mellitus unter hyperglykämischer Stoffwechsellage, entstehen.[21] Unabhängig von der ursächlichen Grunderkrankung ist das Resultat der negativen Einflussfaktoren eine gestörte Wundheilung mit fehlender oder verminderter Geweberegeneration und der Übergang in eine chronische Wunde.

2.3 Unterschiede akuter und chronischer Wunden

Wunden können auf unterschiedliche Weise klassifiziert werden. Sie werden u. a. eingeteilt nach der Ursache: mechanisch (Schnitt-, Riß-, Biß-, Quetschwunden etc.), thermisch (Verbrennung, Verbrühung, Erfrierung), chemisch (Verätzung) aktinisch (Bestrahlung) oder iatrogen (chirurgische Inzision). Außerdem werden sie in einfache (glatte Schnittverletzung) oder komplizierte (Ablederungsverletzung oder „Decollement" mit großem Gewebeverlust, ggf. verschmutzt) sowie primär heilende und sekundär heilende Wunden eingeteilt. Entscheidend für das Vorliegen einer gestörten Wundheilung ist die zeitliche Abfolge der

Heilungsphasen. In Abhängigkeit von Größe und Tiefe der Verletzung kann die Dauer der einzelnen Phasen variieren. Eine akute Wunde sollte innerhalb von 4 Wochen abheilen.[22]

Für chronische Wunden existiert bislang keine eindeutige Definition. Sie ist Abhängig von Größe, Tiefe und Äthiologie der Schädigung. Knighton et al. haben 1986 eine Einteilung zur Bestimmung des Schweregrades verschiedener Wunden (Wound Severity Index) vorgenommen, die sich jedoch aufgrund ihrer Komplexität nicht durchgesetzt hat.[23] In der Literatur werden unterschiedliche Kriterien für das Vorliegen einer chronischen Wunde genannt.[24,25] Am häufigsten wird das Alter einer Wunde bzw. die Dauer der Wundheilung als Entscheidungskriterium herangezogen. Dabei variieren die Angaben zur Definition einer chronischen Wunde zwischen 4 und 12 Wochen.[25-29]

Pathophysiologisch scheinen chronische Wunden in der inflammatorischen Phase zu verharren.[30] Histologisch lässt sich stets eine erhöhte Anzahl neutrophiler Granulozyten nachweisen, die insbesondere perivaskulär lokalisiert sind.[31] Über die Sekretion proinflammatorischer Zytokine, vor allem *Tumornekrosefaktor-α* (TNF-α) und *Interleukin-1β* (IL-1β), wird die Synthese von MMPs in Endothelzellen und Fibroblasten stimuliert, während die Sekretion ihrer natürlichen Inhibitoren (TIMPs) gehemmt wird.[32,33] MMPs können nahezu alle Bestandteile der ECM und der Basalmembran spalten.[34] Diese Eigenschaft unterstützt in physiologischen Konzentrationen die für Gewebeaufbau und Angiogenese notwendige Zellmigration durch Auflockerung und Glättung der ECM. Zusätzlich sind sie aber auch in der Lage, wie alle Proteasen, Wachstumsfaktoren und deren Rezeptoren zu degradieren.[32,35] Bei der physiologischen Wundheilung besteht ein ausgewogenes Verhältnis zwischen MMPs und deren regulativen Inhibitoren (TIMPs). Bei chronischen Wunden ist dieses Verhältnis zu Gunsten der Proteasen gestört. MMP-2, MMP-9 und neutrophile Elastase als wichtigste Proteasen in der Wundheilung sind im Sekret chronischer Wunden *(chronic wound fluid*, CWF) deutlich erhöht.[36,37] Trengove et al. haben im CWF eine 30-fach erhöhte Konzentration von MMPs, verglichen mit dem Sekret aus akuten Wunden (*acute wound fluid*, AWF), festgestellt. Gleichzeitig war die Konzentration von TIMPs im CWF signifikant erniedrigt. Es bestand eine negative Korrelation zwischen MMPs und TIMPs.[38] Proliferation und Migration ortsständiger Keratinozyten ist in hohem Maße von der Stimulation durch Zytokine und Wachstumsfaktoren abhängig.[12] In

chronischen Wunden sind Wachstumsfaktoren erniedrigt, während proinflammatorische Zytokine deutlich erhöht vorkommen.[37,39]
Wundsekret ist einerseits ein Spiegel der molekularbiologischen Prozesse des angrenzenden Gewebes, andererseits wirkt es aktiv auf die umgebenden Zellen ein. AWF erhöht die Proliferation und Migration von Zellen in vitro und steigert die Expression von ECM-Proteinen.[40,41] Im Gegensatz dazu wurde für CWF ein proliferationshemmender Effekt nachgewiesen.[42,43] Es gibt Hinweise darauf, dass nicht nur das Wundsekret, sondern auch die Zellen in chronischen Wunden pathologisch verändert sind. Agren et al. haben nachgewiesen, dass Fibroblasten aus chronischen Unterschenkel-Ulcera in Abhängigkeit vom Alter der Wunden eine reduzierte proliferative oder mitogene Reaktion auf Stimulation mit Wachstumsfaktoren zeigten.[44] Somit unterliegen vermutlich einige Zellen in chronischen Wunden einem Alterungs- oder Vergreisungsprozess *(engl. Senescence)*.

Während niedrige Konzentrationen von ROS im AWF für die physiologische Wundheilung notwendig sind,[45] scheinen hohe Konzentrationen die Entwicklung chronischer Wunden zu begünstigen.[46] Die Rolle von ROS bei der Zellschädigung wird ausgiebig in der experimentellen Dermatologie untersucht. Es wurde gezeigt, dass hohe Konzentrationen von ROS über verschiedene Mechanismen eine Apoptose und Nekrose von Keratinozyten induzieren.[47]

2.4 Aktuelle Therapieverfahren chronischer Wunden

Die Therapie chronischer Wunden ist zunächst abhängig von der zugrundeliegenden Ursache. Wenn möglich wird eine kausale Therapie der Grunderkrankung eingeleitet, in deren Folge sich die Wundheilungsprozesse normalisieren und die Wunde spontan abheilen kann. So wird z. B. bei atherosklerose-bedingter Stenose der Arteria femoralis superficialis eine Desobliteration zur Verbesserung der Perfusion der betroffenen Extremität durchgeführt. Bei CVI kann durch externe Kompression der venöse Abfluss beschleunigt und damit die Perfusion der peripher gelegenen Gewebe verbessert werden. Ist eine kausale Therapie jedoch nicht oder nur unzureichend möglich, kommen vor allem lokale Behandlungsmöglichkeiten in Betracht.

Die lokale Wundbehandlung ist unabhängig von Äthiologie und Lokalisation der Wunde. Die Prinzipien der lokalen Wundbehandlung folgen einem einfachen

Grundsatz: Die Heilung behindernde Einflussfaktoren müssen eliminiert werden.[48] Diesem Grundsatz Rechnung tragend haben im Jahr 2002 internationale Experten für Wundtherapie ein Konzept zur lokalen Behandlung chronischer Wunden entwickelt.[30] Demnach soll bei der Wundkonditionierung auf folgende Eigenschaften mit dem Akronym „TIME" geachtet werden:[27]

- **T**issue: nekrotisches oder bradytrophes Gewebe
- **I**nfection: chronische Entzündung
- **M**oisture: Flüssigkeitsdisparität
- **E**dge: unterminierter oder avitaler Wundrand

Im Rahmen des chirurgischen Debridements einer chronischen Wunde wird avitales und entzündlich verändertes Gewebe entfernt. Der Wundrand wird angefrischt, um funktionsveränderte, nicht-migrierende Keratinozyten zu eliminieren. Anschließend soll, sofern die Wunde keiner plastisch-chirurgischen Defektdeckung unterzogen werden soll bzw. kann, eine flüssigkeitsregulierende Wundauflage appliziert werden, damit die Wunde weder austrocknet noch übermäßiger Flüssigkeit ausgesetzt wird. Die Tatsache, dass feuchte Wunden schneller epithelisieren, hat Winter bereits 1962 beobachtet.[49] Eaglstein und Kollegen zeigten, dass Wunden im flüssigen Milieu unter einer okklusiven Auflage 40% schneller verheilten als bei Exposition gegenüber Luft.[50]

Mittlerweile gibt es eine Vielzahl verschiedener Wundauflagen, was neben dem hohen medizinischen Bedarf (siehe Abschnitt 2.5) nicht zuletzt dem finanziellen Nutzen der produzierenden Unternehmen geschuldet ist. Grundsätzlich lassen sie sich in aktive und passive Wundauflagen einteilen.[51] Passive Wundauflagen dienen hauptsächlich der Flüssigkeitsregulation und unterscheiden sich im Hinblick auf ihre Saugfähigkeit, physikalische Form und Luftdurchlässigkeit. Bei stark oder moderat nässenden Wunden werden Alginate (hergestellt aus Braunalgen) oder Schaumauflagen (z. B. Polyurethan), bei gering nässenden Wunden Hydrokolloid-Auflagen empfohlen.[52-54]

Aktive Wundauflagen beeinflussen das lokale biochemische Wundmilieu. Am weitesten verbreitet sind antimikrobielle Wundauflagen, die z. B. Silbernitrat oder Polyvinyl-Pyrrolidon-Jod (PVP-Jod) enthalten. Für die Dauer ihrer Wirksamkeit führen sie zu einer Reduktion der bakteriellen Besiedlung.[55] Vor dem Hintergrund, dass endogenes Kollagen in chronischen Wunden durch erhöhte proteolytische Aktivität zerstört wird, wurden Kollagen-Matrices entwickelt, die ein Gerüst zum

Einwachsen des umgebenden Gewebes liefern. Zusätzlich geht man davon aus, dass exogene oxidierte Zellulose bzw. Kollagen in der Lage sind, die hohe Konzentration an Proteasen in chronischen Wunden zu binden und somit Wachstumsfaktoren vor ihrer Degradierung zu schützen sowie freie Radikale zu neutralisieren.[56,57] Mit der Erkenntnis, dass in chronischen Wunden ein Mangel an Wachstumsfaktoren herrscht, wurden Applikationen mit *platelet-derived growth factor* (PDGF) entwickelt. Becaplermin ist der rekombinante Wachstumsfaktor rhPDGF-BB und wird von der Hefe *Saccharomyces cerevisiae* synthetisiert. Es ist unter dem Handelsnamen Regranex® bekannt und als Gel-Applikation erhältlich. Plazebo-kontrollierte, randomisierte Studien haben einen Nutzen bei der Heilung diabetischer Unterschenkel-Ulcera nachgewiesen.[58] Aufgrund der hohen Kosten (15 g für ca. 500 Euro) hat sich Becaplermin jedoch nicht als Routinebehandlung durchgesetzt und wurde wegen möglicher Kanzerogenität in Europa vom Markt genommen. Im Unterschied zu den o. g. Wundauflagen gibt es zelluläre (z. B. Dermagraft®) und azelluläre (z. B. AlloDerm®, Integra®) Hautkonstrukte, die teilweise in den Organismus eingebaut werden. Sie finden ihren Einsatz hauptsächlich in der Verbrennungsmedizin. Die Wahl der richtigen Wundauflage soll insbesondere bei fehlender Klasse-I-Evidenz der passiven Wundauflagen zunächst weiter auf klinischer Erfahrung basieren.[59,60]

Eine Sonderstellung nimmt die *negative pressure wound therapy* (NPWT) oder *vacuum assisted closure* (VAC®) ein, die mittlerweile routinemäßig im klinischen Alltag zur Wundbehandlung eingesetzt wird, obwohl die Evidenz der Therapieform im Hinblick auf regenerative Effekte in der Wundheilung noch nicht endgültig geklärt ist.[61,62] Unter anderem soll es durch den Unterdruck zur Induktion der Angiogenese und zur schnelleren Bildung von Granulationsgewebe kommen. In einer kontrolliert randomisierten Multicenterstudie haben Armstrong und Lavery einen positiven Effekt der NPWT auf die Heilung nach partieller Amputation beim Diabetischen Fußsyndrom nachgewiesen.[63] Dabei war es frühzeitiger zur Ausbildung von Granulationsgewebe und schneller zu einem kompletten Wundverschluss in der NPWT-Gruppe gekommen. Beide Ergebnisse waren signifikant. Die Studie wies jedoch einige Mängel auf, die unbedingt bei der Interpretation zu berücksichtigen sind.[64-66]

Die NPWT wird jedoch in der Praxis nur in Ausnahmefällen zur alleinigen Therapie eingesetzt, um einen definitiven Wundverschluss zu erreichen. Weitaus häufiger wird sie zur Wundkonditionierung im Intervall vor einer endgültigen Defektdeckung und zum Ersatz konventioneller Wundverbände verwendet. Im Gegensatz zu mangelnder Evidenz bei den Effekten auf die Wundheilung gibt es Empfehlungen zum Einsatz der NPWT z. B. in Bezug auf Kostenersparnis, Patientenkomfort oder als kompressiver Verband nach Spalthauttransplantationen, die eine hohe Evidenz (Klasse I) aufweisen.[67]

2.5 Epidemiologische und sozioökonomische Aspekte

Chronische Wunden entstehen an typischen Prädilektionsstellen. Über 90% befinden sich als Ulcus cruris an der unteren Extremität, von denen etwa 98% vaskulärer bzw. diabetischer Genese sind.[28]

Der Dekubitus ist als weitere Ursache für chronische Wunden mit steigender Inzidenz in der immer älter werdenden Gesellschaft zu nennen. 40% aller Dekubituswunden befinden sich am Steiß (Decubitus sacralis). Die Angaben zur Prävalenz des Dekubitus sind sehr inhomogen und extrem abhängig von der zugrundeliegenden Bezugsgruppe. So wird die Prävalenz für Patienten mit Dekubitus in deutschen Krankenhäusern mit 10%, in geriatrischen Kliniken oder Altenheimen sogar mit 30% angegeben.[68] Die *EQS Hamburg* als Organ zur Qualitätssicherung an Hamburger Krankenhäusern hat im Rahmen des Projektes »Qualitätsvergleich in der Dekubitusprophylaxe« seit 1998 in den Akutkrankenhäusern und seit 1999 in 150 Einrichtungen der ambulanten und stationären (Alten-)Pflege kontinuierlich Erhebungen zum Dekubitus durchgeführt. Die Prävalenz von Patienten mit Dekubitus bei der stationären Aufnahme betrug 2012 in Hamburger Akutkrankenhäusern 4,2% (4.785 Patienten).[69]

Die Prävalenz des Ulcus cruris venosum beträgt in Deutschland 0,1% mit einer jährlichen Inzidenz von 0,08%.[70] Die Prävalenz der peripheren arteriellen Verschlusskrankheit liegt (je nach Definition) bei 3-10% der Gesamtbevölkerung, wobei der Anteil der Patienten mit einer pAVK bei den über 70-Jährigen auf 15-20% ansteigt.[71] Genaue Zahlen über den Anteil von Patienten mit chronischen Wunden in dieser Patientenkohorte liegen nicht vor. Beim diabetischen Fußulkus wird die Prävalenz mit 2-10% der Diabetesbevölkerung angegeben.[72] Das bedeutet bei einer Diabetes-Prävalenz von 8,9% der Gesamtbevölkerung, dass hochgerechnet ca. 140.000 bis 730.000 Menschen in Deutschland an einem diabetischen Fußulkus leiden. Ein Teil dieser Fußulzerationen heilt nicht ab und führt im schlechtesten Fall in der Folge zur Amputation von Zehen, des Fußes oder größeren Teilen gesamten Extremität. In Deutschland werden ca. 70 % aller Amputationen bei Menschen mit Diabetes mellitus durchgeführt. Nach Zahlen der AOK aus dem Jahr 2001 sind dies mehr als 29.000 Major- und Minor-Amputationen bei Diabetes-Patienten pro Jahr.[73,74]

Zusammengenommen leiden in Deutschland schätzungsweise 2,5 bis 3 Mio. Menschen an chronischen Wunden. Alleine die Sachkosten bei der Behandlung von Patienten mit Dekubitus werden in Deutschland auf 1,7 Mrd. Euro jährlich geschätzt, die Gesamtbehandlungskosten belaufen sich auf bis zu 3,5 Mrd. Euro. Beim Ulcus cruris werden Gesamtkosten von mindestens 1 Mrd. Euro angenommen.[75] Werden noch ca. 1 Mrd. Euro für die Wundbehandlung beim diabetischem Fußsyndrom berücksichtigt, ergeben sich in Deutschland alleine für Patienten mit chronischen Wunden jährliche Behandlungskosten von über 5 Mrd. Euro.[76] In den USA gibt es ca. 6,5 Mio. Menschen mit chronischen Wunden und jährlich werden ungefähr 25 Mrd. USD für die Behandlung investiert.[77] Bei hohem Leidensdruck betroffener Patienten mit teilweise erheblicher Einschränkung der Lebensqualität und steigenden Behandlungskosten erlangt die Therapie chronischer Wunden einen besonderen Stellenwert in der Medizin.

2.6 Stammzellen

Stammzellen sind in der Lage, sich in verschiedene Zelltypen zu differenzieren. Sie können Tochterzellen bilden, die ebenfalls Stammzelleigenschaften aufweisen.[78] Ihr Differenzierungspotential ist abhängig vom ontogenetischen Alter. Dabei werden embryonale von postembryonalen Stammzellen unterschieden.

2.6.1 Embryonale Stammzellen

Embryonale Stammzellen (ESCs) werden nach Befruchtung der Eizelle im Blastozystenstadium aus dem Embryoblasten gewonnen. Sie können in Zellen aller drei Keimblätter (Entoderm, Ektoderm, Mesoderm) differenzieren. ESCs wurden erstmals 1981 aus der Blastozyste einer Maus isoliert. Seitdem wurde die Forschung mit den pluripotenten Stammzellen international mit großem Interesse vorangetrieben. Ein wesentliches Ziel ist die Etablierung einer Methode zum therapeutischen Klonen menschlicher Zellen. Beim therapeutischen Klonen *(somatic cell nuclear transfer, SCNT)* wird der Kern einer reifen Körperzelle in einen enukleierten Oozyt implantiert, der zur Blastozyste heranreift. Aus dieser werden pluripotente embryonale Stammzellen isoliert, vermehrt und in die gewünschte Zelllinie differenziert, um sie dem Spender als genetisch identisch und somit immunkompatible Zellen wieder zurückzugeben.[79] Unter anderem da hierfür ein Verbrauch an Oozyten mit anschließender Zerstörung der Blastozyste obligat ist, stößt dieses Verfahren in vielen Ländern auf ethische Bedenken mit Widerstand von Kirche und Politik. Nach dem *Embryonenschutzgesetz (EschG)* ist es in Deutschland verboten, menschliche Embryonen (dazu zählen auch Blastozysten) für Forschungszwecke herzustellen, zu klonen oder zu zerstören. In dem 2002 verabschiedeten *Stammzellgesetz (StZG)* mit seiner Novellierung im Jahre 2008 wird die Einfuhr und Verwendung humaner embryonaler Stammzellen geregelt. Demnach darf in Deutschland nur mit Stammzellen gearbeitet werden, die im Ausland vor dem 1. Mai 2007 aus überschüssigen IVF-Embryonen gewonnen wurden.

2.6.2 Adulte Stammzellen

Zur Gruppe der postembryonalen Stammzellen werden alle Stammzellen gezählt, die nach Abschluss der Embryogenese im Organismus vorkommen. Nach ihrem ontogenetischen Alter werden sie in fetale, neonatale und adulte Stammzellen unterteilt. Populationen adulter (oder postnataler somatischer) Stammzellen wurden erstmals in den 60er Jahren identifiziert als gezeigt wurde, dass Knochenmark und Blut Zellen hervorbrachten, die Mäuse und Menschen von Knochenmarkinsuffizienz heilen konnten.[80] Adulte Stammzellen kommen in nahezu allen Geweben des menschlichen Körpers vor. Aus ihnen werden während des gesamten Lebens neue spezialisierte Zellen gebildet. Sie haben *in-vitro* ein geringeres Regenerations- und Differenzierungspotential als embryonale Stammzellen. Nach heutigen Erkenntnissen sind adulte Stammzellen nur noch in der Lage, sich in genetisch determiniertes Gewebe eines Keimblattes zu differenzieren.[81] Sie werden deshalb nicht mehr wie embryonale Stammzellen als pluripotent, sondern nur noch als multipotent bezeichnet. Mittlerweile ist es gelungen, durch Reprogrammierung adulter Stammzellen und sogar völlig ausdifferenzierter Zellen wieder pluripotente Stammzellen, die sog. Induzierten pluripotenten Stammzellen (iPS), zu gewinnen. Erstmals gelang dies im Labor von Shin'ya Yamanaka[82] im Jahre 2006, wofür er 2012 den Nobelpreis für Physiologie oder Medizin erhielt.

2.6.3 Mesenchymale Stammzellen

Adulte Stammzellen unterschiedlicher Gewebeherkunft, die spezifische Eigenschaften aufweisen, werden als *mesenchymale Stammzellen* (MSCs) bezeichnet. Erstmals wurden sie aus Knochenmark isoliert und als *bone marrow-derived stem cells* (BMSCs) bezeichnet. Das „Mesenchymal and Tissue Stem Cell Committee" der „International Society for Cellular Therapies" hat 2006 in einem *Position-Paper* Minimalkriterien zur Definition von MSCs postuliert,[83] die seitdem standardmäßig zur Identifikation von MSCs angewendet werden. Dazu gehört die Plastikadhärenz der Zellen in Kultur, Nachweis bestimmter *CD*-Oberflächenmarker (CD73, CD90 und CD105) und Differenzierbarkeit in Adipozyten, Chondroblasten und Osteoblasten (Tabelle 2). MSC-Populationen können neben Knochenmark mittlerweile aus einer Vielzahl verschiedener Gewebe isoliert werden; dazu gehören z. B. Plazenta, Haut, Nabelschnurblut, perivaskuläre Nabelschnurzellen, Zahnpulpa, Amnionflüssigkeit, Synovia, Muttermilch und Fettgewebe. Sie alle haben immunmodulatorische und regenerative Eigenschaften, die in unterschiedlichen experimentellen und klinischen Settings analysiert werden.[84] Die Forschung an MSCs ist einer der am schnellsten expandierenden Forschungsbereiche in der Medizin und erhält jährlich mehr Zuwachs.

1	Plastikadhärenz unter Standardkulturbedingungen	
2	Phänotyp positiv (≥95% +)	negativ (≤2% +)
	CD105	CD45
	CD73	CD34
	CD90	CD14 oder CD11b
		CD79α oder CD19
		HLA-DR
3	*in-vitro*-Differenzierung in Osteoblasten, Adipozyten und Chondroblasten	

Tabelle 2: Zusammenfassung der Kriterien zur Identifizierung von MSCs

2.6.4 Adipose-derived stem cells (ASCs)

MSCs aus Fettgewebe werden als *adipose-derived stem cells* (ASCs) bezeichnet. In der Literatur findet man sie auch unter den Namen *adipose precurser cells*, *Präadipozyten* oder *processed lipoaspirate cells*. Die *International Fat Applied Technology Society* empfiehlt die Bezeichnung adipose derived stem / stromal cells (ADSCs oder ASCs).[85] Von der Existenz dieser Zellen wurde erstmals 2001 aus Japan berichtet.[86] Sie befinden sich in der *stroma-vaskulären Fraktion* (SVF), einer heterogenen Zellformation aus Endothelzellen, Fibroblasten, Makrophagen und zahlreichen mesenchymalen Stammzellen, die von kollagenem Bindegewebe umgeben sind. ASCs sind vor allem deswegen attraktiv, da sie einfach und in quasi unbegrenzter Menge gewonnen werden können. Durch eine minimal-invasive Intervention wie die Liposuktion können risikoarm große Mengen von ASCs bei einem Eingriff entnommen werden. Mit der Zunahme an Adipositas in der Bevölkerung ist subkutanes Fettgewebe reichlich vorhanden und überall zugänglich. Eine Liposuktion ist deutlich weniger invasiv als z. B. eine Knochenmarkspunktion und zeigt eine geringere Morbidität des Spenderareals. Kleine Mengen Fettgewebe (100-200 ml) können ohne Bedenken auch in Lokalanästhesie entnommen werden. In wenigen Schritten können dann die Zellen aus dem Lipoaspirat isoliert werden: durch Inkubation mit Kollagenase werden ASCs aus der SVF herausgelöst. Anschließende Zentrifugation separiert die Zellen vom Fettgewebe und der Flüssigkeit. Nach Aussaat in Zellkulturflaschen können sie aufgrund ihrer Plastikadhärenz von den übrigen Zellen der SVF unterschieden werden. 1 g Fettgewebe enthält etwa 5.000 ASCs,[87] während 1 g Knochenmark nur ca. 10 BMSCs enthält.[88] Ebenso wie mesenchymale Stammzellen anderer Gewebe haben auch ASCs regenerative Eigenschaften. Neben ihrer Fähigkeit, in unterschiedliche Zelllinien zu differenzieren, exprimieren sie eine Vielzahl von Zytokinen. Dazu gehören Wachstumsfaktoren, wie z. B. EGF, VEGF oder FGF als auch Mediatoren, wie TNF-α, IL-6 oder IL-7.[89] Hauptsächlich über parakrine Mechanismen nehmen sie so Einfluss auf Wachstum und Steuerung benachbarter Zellen. Es wurde gezeigt, dass ASCs über parakrine Stimulation die Proliferation und Migration von Keratinozyten und Fibroblasten *in-vitro* steigern.[90,91] Diese Eigenschaften werden zunehmend nicht nur in der experimentellen, sondern auch in der klinischen Forschung genutzt, um Therapieoptionen unterschiedlicher Krankheiten zu analysieren. Die meisten klinischen Studien mit ASCs beschäftigen sich aktuell mit der Geweberegeneration nach Herzinfarkt und mit der Heilung von Fisteln bei Morbus Crohn (siehe http://www.clinicaltrials.gov). Eine aktuelle Phase-1-Studie beschäftigt sich mit der Applikation von ASCs bei nicht-revaskularisierbarer kritischer Ischämie der unteren Extremität.[92] Der experimentelle Einsatz von ASCs ist vielfältig. Sie finden unter anderem beim tissue engineering, in der regenerativen Medizin sowie der Tumorforschung Verwendung. So zeigen aktuelle Studien, dass ASCs über Sekretion von *tumor-promoting factors*, wie z. B. IL-6, das Tumorwachstum fördern und zu einem erhöhten Risiko für maligne Transformation beitragen können.[93,94] Diese Erkenntnis nimmt Einfluss auf den Einsatz von Eigenfett-Transplantationen in der Plastischen Chirurgie. Das sogenannte Lipofilling ist eine bewährte Operationsmethode und spätestens seit der Publikation von Sydney Coleman[95] im Jahre 1995 insbesondere auf dem Gebiet der ästhetisch-rekonstruktiven Chirurgie zunehmend populär geworden. Im Vordergrund stehen die Auffüllung von subkutanen Substanzdefekten und die Modellierung der Körperform. Auch die Brustvergrößerung mit Eigenfett hat großen Zuwachs erhalten und stellt mit guten Ergebnissen eine Alternative zu Implantaten dar. Äußert umstritten ist jedoch die Rekonstruktion der Brust mittles Lipofilling nach operativer Therapie des Mammakarzinoms aufgrund einer möglichen Tumorinduktion durch ASCs.[96,97]

2.6.5 Stammzellen in der Wundheilung
Wie bereits in den vorangegangenen Abschnitten erläutert, besitzen MSCs großes therapeutisches Potential. Nicht nur wegen ihrer Fähigkeit zur multipotenten Differenzierung oder ihrer parakrinen Effekte, sondern auch wegen der reichlichen Verfügbarkeit und ihrer Biostabilität bei Kultivierung und Amplifizierung *in-vitro* steigern sie die Erwartungen in der regenerativen Medizin. Es gibt mittlerweile eine Reihe von *in-vitro*- und tierexperimentellen Studien, die einen positiven Einfluss von MSCs auf die Wundheilung nachgewiesen haben. Als Tiermodell für eine verzögerte Wundheilung haben sich Ratten oder Mäuse mit genetisch determiniertem Diabetes mellitus etabliert.[98] Wu et al. haben *green fluorescent protein* (GFP)-markierte BMSCs lokal in Wundränder und Wundgrund vollschichtiger Hautdefekte bei Diabetes-Mäusen appliziert und die Zeit bis zur vollständigen Reepithelisierung gemessen.[99] Neonatale dermale Fibroblasten oder Zellkulturmedium dienten als Kontrollgruppen. BMSCs führten zu einem signifikant schnelleren Wundverschluss. In der Neo-Dermis wurden GFP-markierte Zellen mit keratinozytenspezifischen Oberflächenmarkern (Zytokeratine) und eine erhöhte Expression von VEGF und Angiopoietin-1 in den Wunden nachgewiesen. Daraus läßt sich schlussfolgern, dass BMSCs die Wundheilung durch Differenzierung und Sekretion von proangiogenetischen Faktoren verbessern. In einer aktuell publizierten Studie wurde in einem fast identischen Wundmodell in Ratten gezeigt,

dass auch eine wundferne intramuskuläre Applikation von BMSCs zur Verbesserung der Wundheilung in Diabetes-Ratten führt.[100] MSCs werden über chemotaktische Reize angelockt und migrieren zum traumatisierten Gewebe. Auch die Kombination einer Hauttransplantation mit adulten Stammzellen kann den Erfolg der Operation steigern. Zografou et al. haben gezeigt, dass die Applikation autologer ASCs das Überleben von Vollhauttransplantaten bei Diabetes-Ratten durch Differenzierung, Vaskulogenese und Sekretion der Wachstumsfaktoren VEGF und *transforming growth factor* (TGF)-β3 verbessert.[101] Im Rahmen des tissue engineerings werden unterschiedliche Kollagenmatrices als biokompatible Träger für Zellen entwickelt, die bei Transplantation in den Organismus eingebaut werden. In verschiedenen Studien wurden MSCs als Adjuvantien den Matrices hinzugegeben und der Einfluss auf die Wundheilung sowie die Haut- bzw. Narbenqualität untersucht. Die Stammzellen führten ausnahmslos zu einer gesteigerten Wundheilung mit verminderter Narbenbildung.[102-104]

Bei der Auswahl von Stammzellen für Forschung oder zu therapeutischen Zwecken haben ASCs den Vorteil, leicht zugänglich und zahlreich vorhanden zu sein (siehe Abschnitt 2.6.4). In Bezug auf ihren Einfluss bei der Wundheilung gibt es ebenfalls Hinweise auf eine Überlegenheit gegenüber MSCs anderer Herkunft. Liu et al. haben MSCs aus Amnion, Knochenmark und Fettgewebe auf ihr regeneratives Potential untersucht.[105] ASCs führten verglichen mit BMSCs und Amnionstammzellen zu einem schnelleren Wundverschluss in der Maus, einer höheren Migrationsrate von Fibroblasten im Transwell-Kokultur-Modell und resultierten in einer signifikant erhöhten Genexpression von VEGF, b-FGF, TGF-β und KGF in Fibroblasten.

2.7 Hydroxyectoin (HyEc)

Ectoine werden von vielen halophilen Mikroorganismen (z. B. *Halomonas elongate, Marinoncoccus marinus*) gebildet. Hydroxyectoin [(S,S)-2-Methyl-5-Hydroxy-1,4,5,6-tetrahydropyrimidin-4-Carboxylsäure] ist ein hydroxyliertes Ectoinderivat und wurde erstmals in dem gram-positiven Bodenbakterium *Streptomyces parvulus* nachgewiesen.[106] Es ist ein Zwitterion mit niedrigem Molekulargewicht und ein stark wasserbindendes organisches Molekül und gehört der Klasse der kompatiblen Solute an. Bei extremen Umgebungsbedingungen, wie

z. B. hoher Temperatur, Kälte, extremer Trockenheit und hohem Salzgehalt, wird es im Bakterium synthetisiert und angereichert.[107] Es wurde gezeigt, dass Ectoine Nukleinsäuren, Proteine, Membranen und Zellen stabilisieren können.[108] Sie sind biologisch inert und beeinflussen die allgemeinen Zellfunktionen nicht. Somit können sie in vielen Bereichen zum Schutz und zur Stabilisierung von biologischen Makromolekülen und Zellen verwendet werden.

2.8 Herleitung der Fragestellungen

Die Behandlung chronischer Wunden ist essentieller Bestandteil der Plastischen Chirurgie. Insbesondere bei multimorbiden Patienten sind die Therapieoptionen begrenzt. Eine Heilung ist häufig nur mit großem Aufwand und hohem Risiko, wie z. B. bei einem freien Gewebetransfer mit mikrovaskulärem Gefäßanschluss, zu erzielen. Zum besseren Verständnis der Pathophysiologie chronischer Wunden wurde zunächst das Milieu akuter und chronischer Wunden verglichen und deren Einfluss auf Keratinozyten als wichtigste Zellen der Wundheilung in Hinblick auf Proliferation, Migration und Genexpression in Zellkulturen analysiert.

Weitere Gebiete der Plastischen Chirurgie sind die Rekonstruktion der Körperweichteile nach Unfällen oder Tumor-Operationen sowie die Ästhetische Chirurgie. Dabei kommt zunehmend häufiger ein Lipofilling zur Konturangleichung, Auffüllung von Defekten oder auch bei der Faltenbehandlung zum Einsatz. Nach Lipofilling-Prozeduren sind regenerative Effekte auf die Haut beobachtet worden, die auf die Anwesenheit von ASCs im Fettgewebe zurückgeführt wurden.[109] MSCs nehmen eine Schlüsselrolle in der Wundheilung ein. Um das regenerative Potential von ASCs therapeutisch nutzen zu können, ist die Kenntnis ihres Verhaltens in der physiologischen und in der pathologischen Wundheilung obligat. Über das Kultivieren von ASCs mit Wundsekreten ist wenig in der Literatur bekannt. Im Rahmen der durchgeführten Versuche wurde der Einfluss von Sekret aus akuten und chronischen Wunden auf das Proliferations- und Migrationsverhalten von ASCs sowie das Genexpressionsmuster von in der Wundheilung bedeutender Zytokine (b-FGF, VEGF, MMP-2 und MMP-9) *in-vitro* untersucht.

CWF hat einen negativen Einfluss auf Proliferation und Zellviabilität. Die im CWF erhöht vorkommenden ROS sind vermutlich mitbeteiligt an der proliferationshemmenden Wirkung des Wundsekretes.

Im Rahmen dieser Arbeit wurde außerdem geprüft, ob Hydroxyectoin als Zellstabilisator die Viabilität von Keratinozyten und ASCs im Milieu chronischer Wunden verglichen mit akuten Wunden steigern und somit die Wundheilung positiv beeinflussen kann.

Zusammenfassend wurden folgende Hypothesen aufgestellt:

1. AWF stimuliert die Proliferation und Migration von Keratinozyten und ASCs.
2. CWF hemmt die Proliferation und Migration von Keratinozyten und ASCs.
3. AWF und CWF verändern die Proteinexpresssion von b-FGF, VEGF, MMP-2 und MMP-9 gegensätzlich.
4. HyEc mindert die negativen Effekte von CWF auf die Zellfunktion und das Genexpressionsmuster von Keratinozyten und ASCs.

3. Material und Methoden

3.1 Labormaterialien

Sämtliche Versuche wurden in den Laboratorien des Institutes für Forschung in der operativen Medizin (IFOM) am Campus Köln-Merheim der Universität Witten/Herdecke unter Beachtung der Sicherheitsvorkehrungen laut Biostoffverordnung (BioStoffV) durchgeführt. In den folgenden Tabellen sind alle Materialien, Zellen und Geräte aufgelistet, die in den Versuchen verwendet wurden. Alle Chemikalien entsprachen dem analytischen Reinheitsgrad.

Feinchemikalien	Lösung / Konzentration	Firma
DULBECCO`S MEM (DMEM)	3,7 g/l NaHCO3, 4,4 g/l D-Glucose, stable glutamine, Na-Pyruvate	Biochrom AG
Dimethylsulfoxid (DMSO)		Biochrom AG
Patricin (Fungicide)	50 µg/ml	Biochrom AG
NEA – Non essential amino acids	100x	Biochrom AG
Kanamycin	50 µg/ml	Biochrom AG
α-Mercaptoethanol		Sigma-Aldrich
Bradford Reagent		Sigma-Aldrich
PBS DULBECCO`S	w/o CA2$^+$, Mg2$^+$	Biochrom AG
TBS-Puffer	6,06 g Tris, 8,77 g NaCl, 250 ml Aqua dest., 80 ml Hcl, pH 7,6	
Tween 20		Sigma-Aldrich
BSA (Bovines Serum Albumin)		Serva
Trypan Blau	0,5% (w/v) in physiologischer Lösung	Biochrom AG
FBS (Fetal Bovine Serum) bzw. FCS		Sigma-Aldrich
Trypsin	0,05% Trypsin, 0,02% EDTA	Biochrom AG
Oil Red O		Sigma-Aldrich
Buffer RPE	Wash buffer, 55 ml concentrate	Qiagen
Buffer RW1	Wash buffer, 220 ml	Qiagen
Buffer RLT	Lysis buffer, 220 ml	Qiagen
Glycerol-Gelatine		Fluka
Dapi		Vectaschield
Poly Aqua Mount		BioScience
Hoechst Dye		Hoechst
PKH-67		Sigma-Aldrich
Collagenase Typ 4		PAN / Sigma
Adipodiff-Medium		Miltenyi
α-MEM		PAN Biotech
Bisbenzimid		Sigma-Aldrich
HEPES	2-(4-(2-Hydroxyethyl)-1-piperazinyl)-ethansulfonsäure	

Tabelle 3: Liste der verwendeten Feinchemikalien

Material	Spezifizierung	Firma
QIAshredder (250)	Mini Spin Column	Qiagen
Rneasy Mini Kit (250)	Mini Spin Column	Qiagen
Steriler Filter	Minisart; Pyrogenfrei; 0.20 µm	Sartorius
Cell Strainer (Filter)	40 µm Nylon	BD Flacon
Falcon-Röhrchen	15 ml	Falcon
Falcon-Röhrchen	50 ml	Falcon
T-Flasche (Cellstar®)	25 cm^2	Greiner Bio-One
T-Flasche	75 cm^2	Nunc
Tissue Culture Dish	35 mm	IWAKI
Culture Slides	8 Chamber Polystyrene Vessel	BD Falcon
Zellschaber	Klinge 25 cm	Sarstedt
Pipetten (Cellstar®)	1 ml, 2 ml, 5 ml, 10 ml, 25 ml, 50 ml	Greiner Bio-One
sterile Pipettenspitzen	10 µl, 100 µl, 1 ml	Biosphere
Zellkultur-Testplatte	6 Well-Plate	Nunc
Zellkultur-Testplatte (Cellstar®)	12 Well-Plate	Greiner Bio-One
Zellkultur-Testplatte	24 Well-Plate	TPP
Zellkultur-Testplatte (Cellstar®)	96 Well-Plate	Greiner Bio-One
Filtermembran (Insert)	Porengröße 8 µm	BD-Biosciences
Faltenfilter	Durchmesser 150 mm	Schleicher & Schuell
Unsterile Latexhandschuhe	puderfrei	Flexam
Mr. Frosty Einfrierbehälter	für 18 Kryovials	Nunc
Neubauer Zählkammer	0,1 mm Tiefe, 0,0025 mm^2	OptikLabor

Tabelle 4: Liste der verwendeten Labormaterialien

Zellen / Antikörper	Spezifizierung	Herkunft
Adipose derived stem cells (ASCs)	vom Abdomen	Kliniken der Stadt Köln gGmbH, Klinik für Plastische Chirurgie
Keratinozyten	HaCaT (Human adult low Calcium high Temperature)	Deutsches Krebsforschungszentrum, Heidelberg, Deutschland
IgG Antikörper		BioLegend, Cambridge, UK
CD45, CD90 und CD105 Primär-Antikörper		Stemgent, San Diego, USA
CD73 Primär-Antikörper		BioLegend, Cambridge, UK
Alexa Fluor 568 gekoppelter Sekundär-Antikörper		Stemgent, San Diego, USA

Tabelle 5: Liste der verwendeten Zellen und Antikörper

Gerät	Spezifizierung	Firma
Vortex-Genie 2		Scientific Industries
Feinwaage		Kern
µQuant Mikrotiterplatten Spektralphotometer		BioTek
Heraeus Multifuge	3L-R Centrifuge	Thermo Scientific
Kühl-Zentrifuge	Typ Z 233 MK-2	Hermle
Brutschrank	37°C, 5% CO_2	Thermo Scientific
Sterile Werkbank (Lamina Flow)	KR-170	Kojar
Fluoreszenz- und Phasenkontrast-Mikroskop	DMI 4000 B + Kamera DFC 340 FX	Leica
Wasserbad (Thermomix 1480®)	37°C	B. BRAUN
Gefrierschrank (Kendro®)	HFU 586 Basic, (-80°C)	Heraeus
Varioklav Dampfsterilisator	Typ 400/500 EP-Z	Thermo Scientific

Tabelle 6: Liste der verwendeten Laborgeräte

3.2 Methoden

Für die Durchführung der Studie und Gewinnung der benötigten biologischen Proben lag die Zustimmung der zuständigen Ethikkommission vor (Antrag-Nr. 39/2007). Entnahme und Verwendung von Gewebe und Wundflüssigkeiten erfolgte im Einklang mit der Deklaration von Helsinki[110] erst nach ausführlicher Aufklärung und schriftlicher Einwilligung der Patienten.

Puffer und Lösungen wurden, wenn nicht anders erwähnt, mit doppelt destilliertem Wasser (Aqua dest.) hergestellt. Spezielle Analysen erfolgten gemäß den Herstelleranweisungen der Kits und wurden, wenn nicht besonders vermerkt, bei Raumtemperatur durchgeführt. Die Kultivierung der Zellen erfolgte in einem Brutschrank bei 37°C mit 5% CO_2 und einer Luftfeuchtigkeit von 90%. Medien und Lösungen wurden in der Regel vor Gebrauch im Wasserbad auf 37°C erwärmt.

3.2.1 Proliferationsmedium

Zur Expansion der ASCs und Keratinozyten vor Versuchsbeginn wurde ein proliferationsförderndes Medium verwendet. Für die Herstellung von 250 ml Proliferationsmedium wurden folgende Substanzen gemischt:

- 194,95 ml α-MEM
- 25 µl b-FGF
- 25 µl EGF
- 2,5 ml Penicillin/Streptomycin

- 2,5 ml HEPES
- 50 ml FCS (20%)

Die sterile Mediumflasche wurde anschließend beschriftet und im Kühlschrank bei 8°C gelagert. Vor der Verwendung wurde das Proliferationsmedium im Wasserbad auf 37°C erwärmt.

3.2.2 Vollmedium (VM)

Für die Herstellung des in den Versuchen verwendeten Mediums wurden folgende Substanzen gemischt:
- 475,35 ml DMEM
- 6,5 ml Patricin (50 µg/ml)
- 1 ml Kanamycin (50 mg/ml)
- 6,5 ml NEA (100x)
- 10 ml FCS (2%)
- 650 µl β-Mercaptoethanol

Die sterile Mediumflasche wurde anschließend beschriftet und im Kühlschrank bei 8°C gelagert. Vor der Verwendung wurde das Vollmedium im Wasserbad auf 37°C erwärmt.

3.2.3 Oil Red O Lösung

Um eine 1,3%ige Lösung herzustellen wurden 1,3 g Oil Red O (Sigma-Aldrich, Hamburg, Deutschland) in 100 ml 100%igem Isopropanol gelöst. Anschließend wurden 6 Teile dieser Lösung mit 4 Teilen Aqua dest. Gemischt und für 5 min. auf einem Schüttler befestigt und geschüttelt. Zum Schluss wurde die Lösung durch einen Faltenfilter in ein Röhrchen filtriert, um nicht aufgelöste Fragmente zu entfernen. Das Röhrchen wurde zur Aufbewahrung fest verschlossen.

3.2.4 Trypanblau Lösung

Trypanblau wird von vitalen Zellen nicht aufgenommen und färbt nur die Kerne avitaler Zellen an. So können bei der Zellzählung geschädigte Zellen von lebenden abgegrenzt werden. Um eine 0,36%ige Trypanblaulösung herzustellen wurden 0,36 ml Trypanblau 0,5% (Biochrom AG, Berlin, Deutschland) mit 0,14 ml PBS (Biochrom AG, Berlin, Deutschland) gemischt. Die Lösung wurde bis zur Verwendung in der Neubauer-Zählkammer bei Raumtemperatur gelagert.

3.2.5 Paraformaldehyd Lösung (PFA)

Unter dem Abzug wurden auf einer Heizplatte im Becherglas 800 ml Aqua dest. unter ständigem Rühren mittels Magnetrührstäbchen auf 60°C erhitzt. Zur Herstellung einer 4%igen Lösung wurden 40 g Paraformaldehyd hinzugegeben, und anschließend 500 µl 1N NaOH eingerührt, bis die Lösung klar wurde. Dabei musste darauf geachtet werden, dass sich die Lösung nicht über 70°C aufheizte, da bei dieser Temperatur das PFA ausfällt. Das Becherglas wurde von der Heizplatte heruntergenommen und mit 50 ml 10-fachem PBS vermischt. Nach Abkühlen der Lösung auf Raumtemperatur wurde der pH-Wert durch Zugabe von Hcl auf 7,2 eingestellt und das Endvolumen von 1000 ml durch Auffüllen mit Aqua dest. erreicht.

3.2.6 Isolation von Adipose-derived stem cells

Steriles Fettgewebe wurde im Rahmen einer elektiven Operation durch Liposuktion im sog. Tumeszenzverfahren von der Bauchdecke eines Patienten gewonnen. Bei dieser Methode wird dem Patienten vor der Fettabsaugung eine Lösung aus physiologischer Kochsalzlösung, einem Lokalanästhetikum (z. B. Lidocain), Natriumbicarbonat und Adrenalin subkutan in die betroffene Region gespritzt. Ein Teil des Lipoaspirats wurde in ein steriles Falcon-Röhrchen überführt und zur Aufbereitung unverzüglich ins Labor verbracht. Um die Tumeszenzlösung zu eliminieren, erfolgten drei Waschvorgänge mit PBS, bei denen das Lipoaspirat jeweils für 10 min. bei 300g und 20°C zentrifugiert wurde. Nur die obere Fettphase wurde mit einer Pipette abgenommen und weiterverwendet.

Um die SVF aus dem Gewebe zu lösen, wurde die gereinigte Fettfraktion mit Collagenase Typ IV im Verhältnis 1:3 für 30 min. im Brutschrank bei 37°C inkubiert und dabei die Probe kontinuierlich durchmischt. Am Ende der Inkubationszeit wurde die Reaktion mit der gleichen Menge an Vollmedium gestoppt und die Probe erneut mit 300g für 10 min. bei 20°C zentrifugiert. Der Überstand wurde abgesaugt und das am Boden des Röhrchen befindliche Pellet in α-MEM resuspendiert. Die Zellsuspension wurde durch einen 40 µm Filter in ein neues Falcon-Röhrchen gegeben und anschließend in Zellkulturflaschen überführt.

3.2.7 Immunphänotypisierung

ASCs wurden mit Proliferationsmedium kultiviert und nach 2 Tagen mit 4% Paraformaldehyd fixiert. Die Immunfluoreszenzfärbung erfolgte mit anti-human

CD45-, CD90- und CD105-Primärantikörpern (Stemgent, San Diego, USA) und einem mit Alexa Fluor® 568 gekoppelten sekundären Antikörper (Stemgent, San Diego, USA). Ein mit *Phycoerythrin* (PE) konjugierter, anti-human CD73-Antikörper (BioLegend, Fell, Deutschland) wurde für die CD73-Färbung verwendet. Ein PE-gekoppelter IgG-Antikörper (BioLegend, Fell, Deutschland) diente als Isotyp-Kontrolle. Die Zellkerne wurden mit Bisbenzimid (Sigma-Aldrich, Hamburg, Deutschland) gefärbt. Die Fluoreszenzmikroskopie erfolgte mit dem Fluoreszenz-Mikroskop Leica CTR400 (Leica Microsystems, Wetzlar, Deutschland).

3.2.8 Adipogenese

ASCs wurden mit NH AdipoDiff Medium (Miltenyi Biotec, Bergisch-Gladbach, Deutschland) kultiviert. Nach 3 Wochen wurden die Zellen mit 4% PFA fixiert, mit Oil Red O Lösung (s. o.) gefärbt und mit Glycerol-Gelatine eingedeckt. Die mikroskopische Analyse erbrachte bei rot eingefärbten Fettvakuolen den Nachweis einer Differenzierung.

3.2.9 Keratinozyten (HaCaT)

Im Rahmen dieser Arbeit wurden HaCaT *(Human adult low Calcium high Temperature)* Keratinozyten verwendet. Die Abkürzung charakterisiert die Herkunft und die Bedingungen bei der Etablierung der Zelllinie. Es handelt sich um eine permanente, epitheliale humane Zelllinie, die als phänotypisch spontan transformierend, aber nicht tumorigen gilt.[111] Sie wurde aus der Peripherie eines primären malignen Melanoms der oberen Rückenhaut eines 62 Jahre alten Patienten isoliert. Diese immortalisierten humanen Keratinozyten wurden beim Deutschen Krebsforschungszentrum in Heidelberg in Passage 54 erworben.

3.2.10 Kultivieren und Passagieren

Zur Expansion wurden die Zellen in 75 cm^2 Zellkulturflaschen mit Proliferationsmedium (s. o.) im Brutschrank kultiviert. Bei etwa 80%iger Konfluenz erfolgte das Passagieren der Zellen. Dazu wurde zunächst das Medium aus der Zellkulturflasche abgesaugt und die Zellen mit PBS gewaschen, um Zelltrümmer und Restproteine aus der Kultur zu entfernen. Anschließend wurden die Zellen für 3-5 Minuten mit 2 ml EDTA-Trypsin (0,05% Trypsin (Biochrom AG, Berlin, Deutschland) / 0,02% EDTA) bei 37°C im Brutschrank inkubiert, um sie leichter vom Flaschenboden lösen zu können. Durch vorsichtiges Abklopfen oder mit Hilfe eines Cell-Scrapers (Sarstedt, Nümbrecht, Deutschland) konnten die Zellen schließlich vom Boden abgelöst und in ein Falcon-Röhrchen überführt werden. Nach Zentrifugation mit 300g für 5 Minuten bei 37°C, wurde der zellfreie Überstand abgesaugt und das am Boden befindliche Pellet mit 1 ml Proliferationsmedium resuspendiert.

Je nach Zellzahl wurden die Zellen entsprechend gesplittet und auf neue Zellkulturflaschen verteilt. Die Flaschen wurden mit Zelltyp (Keratinozyten / ASCs), Passage, verwendetem Medium und Datum beschriftet. Schließlich wurden sie in Form einer 8 geschwenkt, um die Zellen gleichmäßig auf dem Flaschenboden zu verteilen und zur Kultivierung in den Brutschrank verbracht.

Im Rahmen der Versuche wurden die Zellen mit Vollmedium (s. o.) mit oder ohne den zu testenden Agentien kultiviert, und wenn nicht anders angegeben, erfolgte alle zwei Tage ein Mediumwechsel.

3.2.11 Kryokonservierung

Die Lagerung der ASCs und Keratinozyten erfolgte in der Gasphase von Flüssigstickstoff bei -196°C. Zur Kryokonservierung wurden die Zellen mit Trypsin aus der Zellkulturflasche gelöst, 5 min. bei 300 g zentrifugiert, anschließend der Überstand abgesaugt und das Pellet mit je 900 µl Vollmedium und 900 µl Einfriermedium (40% DMEM, 40% FCS, 20% DMSO) resuspendiert und in 2 ml Kryovials überführt. Das Einfrieren der Zellen geschah schrittweise in der speziellen Einfrierbox „Mr. Frosty" (Nunc, Langenselbold, Deutschland) zunächst von Raumtemperatur bis -80°C. Im Mr. Frosty sinkt die Temperatur um ca. 1°C pro Minute. Nach Erreichen einer Temperatur von -80°C wurden die Zellen in den Stickstofftank überführt.

Das Auftauen der Zellen erfolgte rasch im Wasserbad bei 37°C. Die Zellsuspension wurde in ein Falcon-Röhrchen überführt, mit 4°C kaltem Vollmedium bis auf 10 ml aufgefüllt und für 5 min. bei 300 g zentrifugiert. Nach Absaugen des Überstandes wurde das Pellet mit der entsprechenden Menge Vollmedium resuspendiert und auf neue Zellkulturflaschen verteilt.

3.2.12 Acute Wound Fluid (AWF)

Das Sekret akuter Wunden wurde aus der Drainageflüssigkeit von 5 subkutanen Operationswunden verschiedener Patienten gewonnen. Patienten mit Malignom oder Infektionskrankheiten wurden ausgeschlossen. Die in den ersten 8 Stunden postoperativ drainierte Flüssigkeit wurde verworfen, um übermäßige Kontamination durch Blut zu vermeiden. Die in den darauf folgenden 8 Stunden gesammelte Flüssigkeit wurde zur Aufbereitung ins Labor verbracht. Dort wurde Flüssigkeit unter der Lamina-Flow aus der Drainageflasche in ein steriles Falcon-Röhrchen überführt und für 3 min. auf einem Vortex-Gerät gemischt. Im Anschluss erfolgte die Zentrifugation mit 2.500 g über 10 min. bei 1°C. Die obere Fett-Phase wurde abgesaugt und der zellfreie Überstand in ein neues Falcon-Röhrchen verbracht. Das erhaltene AWF wurde mit DMEM im Verhältnis 1:10 verdünnt und anschließend durch einen 0,2 µm Filter (Sartorius, Göttingen, Deutschland) steril filtriert. Zur Blockierung etwaiger Bindungsstellen für Proteine erfolgte vorher die Spülung des Filters mit DMEM und 10%igem FCS. Die erhaltene sterile 10%ige AWF-Probe wurde beschriftet und bis zur Verwendung bei -80°C gelagert. Vor Versuchsbeginn erfolgte zunächst eine Gesamtproteinbestimmung aller Einzelproben mittels Bradford (s. u.), die dann zu gleichen Anteilen zu einem Pool zusammengeführt wurden. Abschließend erfolgte eine Proteinbestimmung des AWF-Pools.

3.2.13 Chronic Wound Fluid (CWF)

CWF wurde von 5 Patienten mit chronischem Sakraldekubitus (Grad III-IV) gewonnen, die zur operativen Sanierung stationär aufgenommen wurden oder den Dekubitus als Nebendiagnose aufwiesen. Alle inkludierten Patienten erfüllten folgende Kriterien: der Dekubitus bestand seit mindestens 6 Wochen, in denen keine Vakuumverbandtherapie (NPWT) durchgeführt wurde. Das Sammeln der Wundflüssigkeit erfolgte durch Applikation eines okklusiven Folienverbandes über 24 Stunden. Die unter der Folie gebildete Flüssigkeit wurde mit einer Spritze abgesaugt, in ein Falcon-Röhrchen überführt und gekühlt zum Labor transportiert. Das gewonnene Material wurde für 3 Minuten auf dem Vortex gemischt, anschließend auf 2 ml Eppendorf-Zentrifugenröhrchen aliquotiert und mit 16.000 g bei 1°C für 5 min. zentrifugiert. Die obere Fett-Phase wurde abgesaugt und der darunterliegende zellfreie Überstand in ein Falcon-Röhrchen verbracht. Analog zum AWF wurde die Probe im Verhältnis 1:10 mit DMEM verdünnt, steril filtriert, aliquotiert, beschriftet und bei -80°C bis zur Verwendung gelagert. Vor Verwendung erfolgte ebenfalls die Bestimmung des Gesamtproteingehaltes der Einzelproben und des CWF-Pools.

Zur Verifizierung der am besten geeigneten Konzentration der Wundflüssigkeiten für die Experimente wurden verschiedene Konzentrationen von AWF und CWF bezüglich ihres Einflusses auf Viabilität der ASCs und Keratinozyten mittels MTT-Test bestimmt. Basierend auf diesen Ergebnissen wurde eine Konzentration von 2% AWF and 2% CWF gewählt. HyEc wurde in drei unterschiedlichen Konzentrationen verwendet: 1 mM, 100 µM und 10 µM. Im Rahmen aller Experimente erfolgte die Inkubation der Zellkulturen mit HyEc, AWF oder CWF alleine, AWF plus HyEc und CWF plus HyEc. Beim Scratch-Migrations-Assay wurde nach alleiniger Inkubation mit HyEc (in allen drei Konzentrationen) nur noch die effektivste Konzentration zusammen mit AWF und CWF getestet. Bei der quantitativen real time-polymerase chain reaction (qRT-PCR) verwendeten wir nur noch die effektivste HyEc Konzentration, die aus den Viabilitäts- und Migrationsassays resultierte.

3.2.14 Gesamtproteinbestimmung (Bradford)
Der Bradford-Test ist eine photometrische Methode zur quantitativen Bestimmung von Proteinkonzentrationen im Bereich Mikrogramm pro Milliliter. Das hierfür verwendete Bradford-Reagenz (Sigma-Aldrich, Hamburg, Deutschland) besteht aus dem Farbstoff Brilliant Blau G, Phosphorsäure und Methanol. Das Verfahren basiert auf der Bildung eines Komplexes zwischen dem Farbstoff und den Proteinen in der Lösung. Dieser Proteinfarbkomplex führt zu einer Verschiebung des Extinktionsmaximums von Brilliant Blau G von 465 bis 595 nm. Die Höhe der Absorption ist dabei proportional zur Proteinkonzentration der Lösung. Der lineare Konzentrationsbereich ist 0,1 – 1,4 mg/ml Protein mit *Bovine Serum Albumin* (Serva, Heidelberg, Deutschland) als Standard-Protein.
In ein 24er well-plate wurden pro well 1,5 ml Bradford-Reagenz gegeben und mit je 50 µl 2%igem CWF bzw. AWF (Einzelproben und Pool) resuspendiert. Als Blankwert wurde Aqua dest. als farblose Flüssigkeit verwendet. Nach einer Inkubationszeit von 45-60 min. wurde die Absorption der Proben bei 595 nm im Photometer gemessen. Für die Auswertung wurde der Blankwert zunächst von allen Werten abgezogen, um anschließend die Werte auf einer Standardkurve miteinander vergleichen zu können.

3.2.15 Morphologie unter dem Phasenkontrastmikroskop
Das Ansetzen der Zellkulturen erfolgte wie oben beschrieben. 20.000 ASCs wurden in ein 6-well-plate verbracht und mit AWF, CWF oder nur mit Vollmedium kultiviert. Die Zellmorphologie wurde täglich über 6 Tage unter dem Mikroskop Leica CTR400 mit der Software Leica Application Suite V3.6 (Leica Microsystems, Wetzlar, Germany) fotodokumentiert und begutachtet.

3.2.16 Viabilitäts- / Proliferationstest (MTT)
Beim MTT-Test wird die Aktivität der mitochondrialen Dehydrogenasen gemessen. Die Methode beruht auf der enzymatischen Reduktion des löslichen, gelben Tetrazoliumsalzes MTT (3,(4,5-Dimethylthiazol-2-yl)-2,5-Diphenyl-Tetrazoliumbromid) zu einem blauen, unlöslichen Formazan. Der MTT-Test wurde zur Beurteilung der Zellproliferation herangezogen.
ASCs und Keratinozyten wurden über Nacht in 96-well microplates gesetzt und am Folgetag mit HyEc, AWF oder CWF alleine und AWF plus HyEc oder CWF plus HyEc inkubiert. Nach 24, 48 und 72 Stunden wurden pro well 10 µl der MTT-Reagenz (5 µg/ml; Sigma-Aldrich, Hamburg, Deutschland) hinzugegeben, gemischt und 4 Stunden im Brutschrank inkubiert. Anschließend wurde die 96-well microplate dekantiert und je 100 µl eines sauren Isopropanol-Hcl-Gemischs (5 N Hcl etnsprechend 2 ml Hcl + 98 ml Isopropanol) hinzugefügt. Auf einem Schüttler erfolgte bei Raumtemperatur für eine Stunde die Reaktion, um die entstandenen Formazankristalle in den Zellen vollständig aufzulösen. Die Farbintensität wurde im ELISA reader µQuant (Biotek, Bad Friedrichshall, Deutschland) bei 570 nm gemessen, wobei die Intensität direkt proportional zur Zellvitalität war.

3.2.17 Transwell-Migrations-Assay (Insert-Kulturen)
ASCs wurden wie oben angegeben kultiviert. Die Zellkultur-Inserts (FalconTM FluoroBlokTM, pore size 8 µm; BD Bioscience, Heidelberg, Germany) wurden in ein 24-well microplate platziert. Einsetzten von 10.000 ASCs in das Insert, welches mit Vollmedium gefüllt wurde (obere Kammer). Nach 4 Stunden wurden HyEc, AWF oder CWF allein und AWF plus HyEc oder CWF plus HyEc in das well gegeben (untere Kammer); Vollmedium diente als Kontrolle. Der schematische Versuchsaufbau ist in Abbildung 2 skizziert. 24 Stunden später wurden die Membranen mit 4% PFA fixiert und mit 4',6-diamidino-2-phenylindol (Sigma-Aldrich, Hamburg, Germany) gefärbt. Migrierte und nicht migrierte Zellen wurden

bei 400-facher Vergrößerung in acht zufällig gewählten Hauptgesichtsfeldern unter dem Flureszenzmikroskop Leica CTR400 mit Zuhilfenahme der Leica Application Suite V3.6 software gezählt.

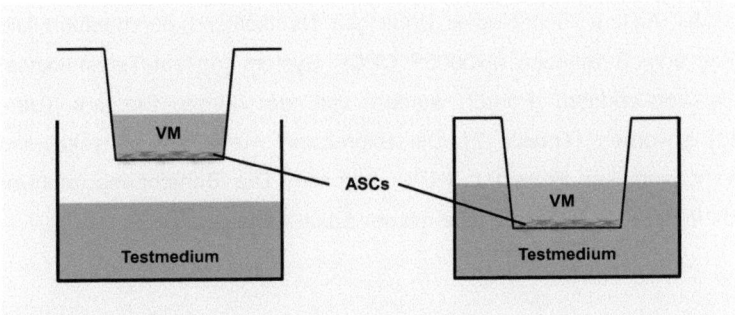

Abbildung 2: Schematische Darstellung des Transwell-Migrationsassays (Insert-Kultur) an einem well: Auf die Membran der Inserts wurden Adipose-derived stem cells (ASCs) gesetzt und mit Vollmedium (VM) kultiviert. Nach 4 Stunden wurden die Zellkultur-Inserts in ein mit Testmedium befülltes well gehängt. Das Testmedium bestand aus VM mit Hydroxyectoin (HyEc), acute wound fluid (AWF) oder chronic wound fluid (CWF) alleine und AWF plus HyEc oder CWF plus HyEc. VM allein im well diente als Kontrolle.

3.2.18 Scratch-Migrations-Assay

700.000 Keratinozyten wurden in ein 6-well plate gegeben. Nach 24 Stunden erfolgte die Inkubation mit 10 µg/ml Mitomycin C (Serva, Heidelberg, Deutschland) über 2 Stunden zur Blockierung der Zellproliferation. Mit der Spitze einer Plastikpipette wurde dann ein standardisierter Defekt (Scratch) im Keratinozytenrasen erzeugt. Das Kulturmedium wurde mit HyEc, AWF oder CWF allein und AWF plus HyEc oder CWF plus HyEc ergänzt. Die *in-vitro*-Epithelisierung wurde mit dem Leica CTR400 Mikroskop und der Leica Application Suite V3.6 software fotodokumentiert. Durch Messen der zellfreien Fläche (*cell-free area*, CFA) mit Adobe Photoshop 12.0 (Adobe Systems Software Ireland Limited, Dublin, Irland) wurde die Dynamik des Defektverschlusses evaluiert und als Prozent der zellfreien Ausgangsfläche angegeben.

3.2.19 Quantitative Real Time Polymerase Chain Reaction (qRT-PCR)

In einem 6-well plate wurden je 250.000 ASCs oder 400.000 Keratinozyten wie oben angegeben kultiviert. Nach 24 Stunden erfolgte die Inkubation mit HyEc, AWF oder CWF alleine und AWF plus HyEc oder CWF plus HyEc für 6 Stunden. Vollmedium diente als Kontrolle. Die Zellen wurden mit RLT-Lysebuffer aus dem well gelöst und die RNA unter Verwendung des Rneasy Mini Kits (Qiagen, Hilden, Deutschland) nach Herstellerangaben isoliert. Die Synthese von cDNA aus 1 µg RNA erfolgte mit dem RevertAid First Strand cDNA synthesis Kit (Fermentas, St. Leon-Rot, Deutschland). qRT-PCR wurde mit dem Brilliant II SYBR Green QRT–PCR Master Mix (Agilent Technologies, Böblingen, Deutschland) durchgeführt. Die Daten wurden vom Stratagene Mx3005P QPCR System (Agilent Technologies) erfasst. Alle verwendeten Primer wurden von der Firma Biomers (Ulm, Deutschland) erworben (Tabelle 7). Die Expression wurde am housekeeping gene, dem ribosomalen Protein L (RPL) normiert. Die Berechnung relativer Unterschiede in der Expression erfolgte mit der ΔΔCt-Methode.[112]

Gen	Vorwärts	Rückwärts
b-FGF	5'-CCG GCC ACT TCA AGG ACC CC-3'	5'-AGC TTG ATG TGA GGG TCG CTC TTC-3'
MMP-2	5'-GAA TGC CAT CCC CGA TAA C-3'	5'-TTG GTT CTC CAG CTT CAG GT-3'
MMP-9	5'-TTG ACA GCG AAA GTG G-3'	5'-GTA CAT AGG GTG AGC G-3'
RPL	5'-AGG TAT GCT GCC CCA CAA AAC-3'	5'-TGT AGG CTT CAG ACG CAC GAC-3'
VEGF	5'-ACC TCC ACC ATG CCA AGT GGT CC-3'	5'-CCA GGG TCT CGA TTG GAT GGC AGT-3'

Tabelle 7: Primer-Sequenzen, die zur qRT-PCR verwendet wurden

3.3 Statistische Auswertung

Um statistische Signifikanzen zu erzielen, wurden alle Experimente in mindestens drei unabhängigen Ansätzen durchgeführt. Die Ergebnisse wurden mit dem studentischen *t*-Test validiert und sind als Mittelwerte ± Standardabweichung (Stabw) angegeben. Ein p-Wert <0,05 wurde als statistisch signifikant gewertet.

4. Ergebnisse

4.1 Charakterisierung der ASCs

Bei der Immunphenotypisierung waren die ASCs positiv für die Oberflächenmarker CD73, CD90 und CD105, während der pan-leukoztäre Marker CD45 fehlte (Abbildung 3A). Sie waren plastikadhärent in der Standard-Zellkultur und differenzierbar in Adipozyten (Abbildung 3B). Somit wurden die ASCs erfolgreich nach den Minimalkriterien der International Society for Cellular Therapy als humane MSCs charakterisiert.

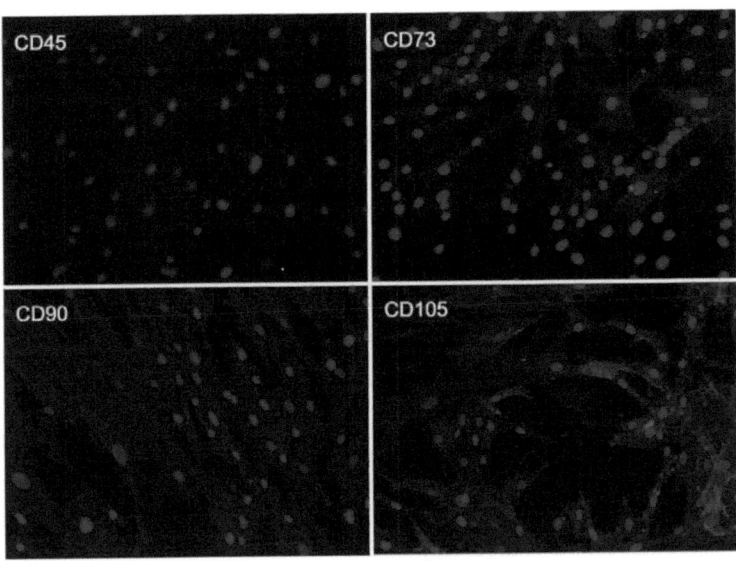

Abbildung 3A: Expression der Oberflächenmarker von ASCs

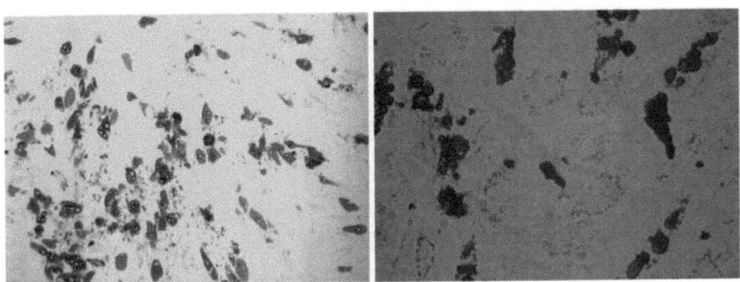

Abbildung 3B: Adipogenese der ASCs. Die Bilder zeigen intrazelluläre Fettvakuolen unter Phasenkontrasmikroskopie (links) und nach Oil-Red-O-Färbung (rechts).

4.2 Analyse der Wundflüssigkeiten

Demographische Daten der Patienten und individuelle Risikofaktoren für eine gestörte Wundheilung sowie mikrobiologische Befunde der Wundflüssigkeiten sind in Tabelle 8 dargestellt. Sämtliche AWF-Proben waren steril. In 4 von 5 CWF-Proben waren Enterokokken nachweisbar.

Die Proteinkonzentrationen der AWF-Proben von fünf verschiedenen Patienten variierten zwischen 35,82 und 41,72 g/l (38,77 ± 4,17 g/l), während die der CWF-Proben etwas niedriger zwischen 28,64 und 38,25 g/l (33,45 ± 6,80 g/l) lagen. Details sind Tabelle 9 zu entnehmen.

Proben	Alter (Jahre)	Geschlecht	BMI (kg/m^2)	Risikofaktoren	Mikrobiologie
AWF I	42	w	32,5	keine	steril
AWF II	34	m	19,2	keine	steril
AWF III	46	w	39,6	keine	steril
AWF IV	34	w	37,1	AHT	steril
AWF V	65	w	26	AHT, DM	steril
MW ± Stabw	44,2 ± 12,74		30,88 ± 8,33		
CWF I	61	w	35,7	AHT, DM, pAVK, Nikotin	Ek, Ps
CWF II	87	m	16,3	Nikotin	Eb, Ek, Sta
CWF III	63	w	35,6	DM	Ps, Sta, Stre
CWF IV	60	w	22,6	AHT	Eb, Ek, Ps, Sta
CWF V	61	w	26,9	AHT	Eb, Ek
MW ± Stabw	66,4 ± 11,57		27,42 ± 8,41		

Tabelle 8: Patientendaten und mikrobiologische Befunde der verwendeten Wundflüssigkeiten. Abkürzungen: MW (Mittelwert), Stabw (Standardabweichung), w (weiblich), m (männlich), AHT (Arterielle Hypertonie), pAVK (periphere Arterielle Verschlusskrankheit), DM (Diabetes mellitus), Ek (Enterokokken), Eb (Enterobakterien), Ps (Pseudomonaden), Sta (Staphylokokken), Stre (Streptokokken)

Proben	Proteinkonzentration (g/l)	Proben	Proteinkonzentration (g/l)
AWF I	38,91	CWF I	31,34
AWF II	41,72	CWF II	35,81
AWF III	37,16	CWF III	34,3
AWF IV	36,17	CWF IV	32,26
AWF V	35,82	CWF V	38,25
MW ± Stabw	38,77 ± 4,17	MW ± Stabw	33,45 ± 6,8

Tabelle 9: Proteinkonzentrationen der verwendeten Wundflüssigkeiten

4.3 Zell-Morphologie

Dargestellt ist die Zell-Morphologie nach 6 Tagen Inkubation mit AWF bzw. CWF. Es zeigten sich sowohl bei ASCs als auch bei Keratinozyten deutliche morphologische Veränderungen unter dem Einfluss der Wundsekrete.

ASCs waren nach Inkubation mit AWF schmaler und vermehrt granuliert im Sinne einer stattgehabten Phagozytose. Sie fanden sich parallel angeordnet mit engen Zell-Zell-Kontakten. Unter dem Einfluss von CWF erschienen die Zellen etwas kleiner, aber wesentlich breiter. Sie hatten mehrere und größere Zellausläufer und wiesen zahlreiche Granula auf (siehe Abbildung 4A).

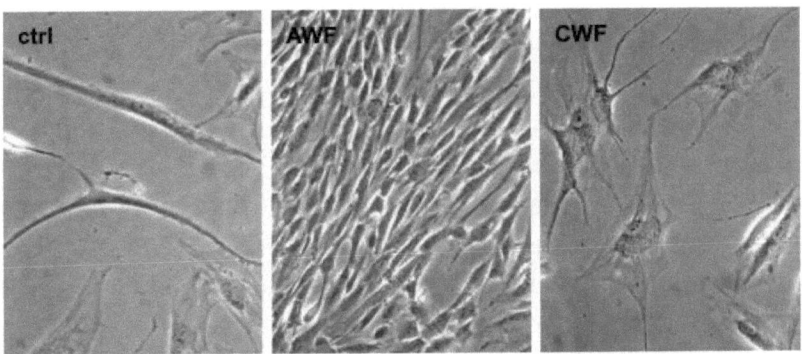

Abbildung 4A: Zell-Morphologie von Adipose-derived stem cells (ASCs) unter dem Einfluss von akutem (AWF) und chronischem Wundsekret (CWF) sechs Tage nach Inkubation bei 200-facher Vergrößerung. Vollmedium diente als Kontrolle (ctrl).

Die Abbildung 4B zeigt repräsentative Digitalfotos der Keratinozytenkulturen. Die Zellen wirkten nach AWF-Stimulation insgesamt etwas kleiner und stärker granuliert. Unter dem Einfluss von CWF waren die Keratinozyten sehr klein und zeigten eine deutliche Granulierung sowie Vakuolen im Sinne von apoptotischen bzw. nekrotischen Merkmalen.

Durch alleinige Inkubation oder Koinkubation mit HyEc wurden die oben aufgeführten morphologischen Veränderungen weder bei ASCs noch bei Keratinozyten beeinflusst.

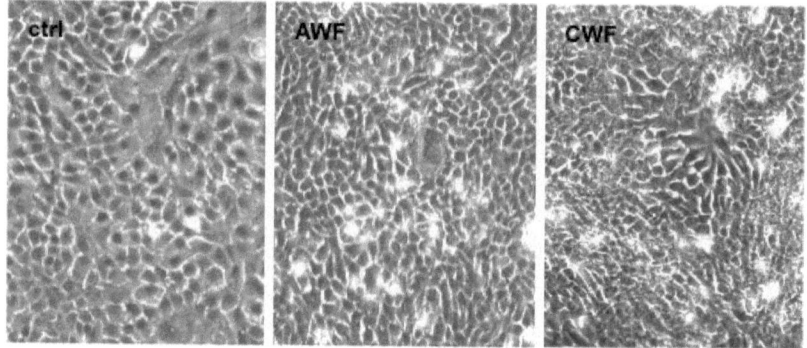

Abbildung 4B: Zell-Morphologie von Kerationozyten unter dem Einfluss von akutem (AWF) und chronischem Wundsekret (CWF) sechs Tage nach Inkubation bei 200-facher Vergrößerung. Vollmedium diente als Kontrolle (ctrl).

4.4 Proliferation von ASCs und Keratinozyten

Die Proliferationsrate von ASCs wurde von AWF und CWF gegensätzlich beeinflusst. Während AWF die Proliferation stimuliert hat, hatte CWF einen hemmenden Effekt im zeitlichen Verlauf. An Tag 1 wurde die Proliferation von AWF bereits stimuliert (121,6 ±16,8%), die Inkubation mit CWF zeigte keinen Effekt (101,8 ±13,3%). Nach drei Tagen stieg die Proliferationsrate der ASCs unter dem Einfluss von AWF auf 136,3 ±23,3% und verringerte sich bei Inkubation mit CWF auf 80,3 ±10,4% (p=0,002). HyEc führte bei ASCs in keiner der getesteten Konzentrationen weder alleine noch in Koinkubation mit AWF oder CWF zu einer Veränderung des Proliferationsverhaltens (Abbildung 5).

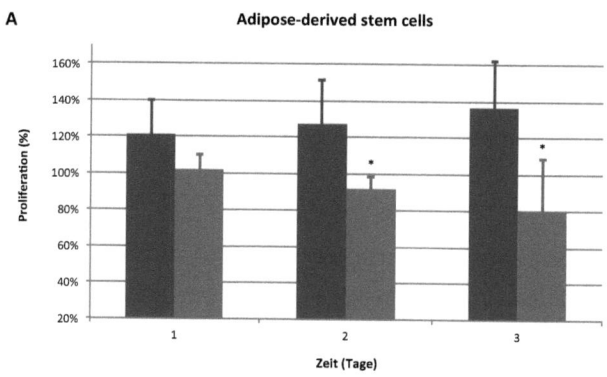

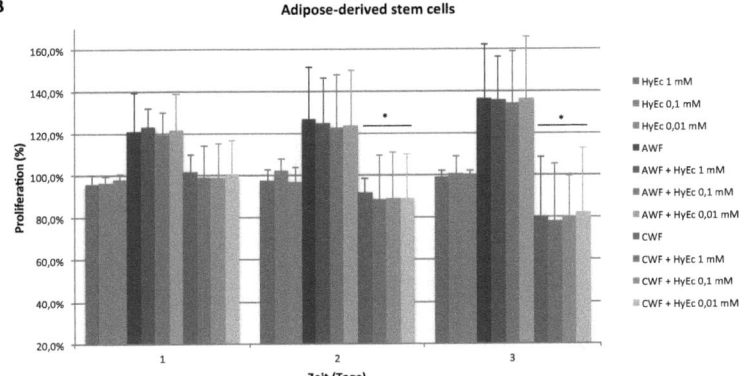

Abbildung 5: Proliferation von Adipose-derived stem cells. **A** Dargestellt ist die Proliferation unter dem Einfluss von AWF (blaue Balken) und CWF (rote Balken) in Prozent im Vergleich zur unbehandelten Kontrolle. **B** Einfluss von HyEc in unterschiedlichen Konzentrationen auf die Proliferation von Adipose-derived stem cells ohne (grüne Balken) und mit Koinkubation mit AWF (blaue Balken) und CWF (rote Balken). Dargestellt ist die Proliferation in Prozent der unbehandelten Kontrolle. Sterne zeigen signifikante Unterschiede zwischen AWF und CWF an (p<0,05).

Die Proliferation der Keratinozyten sank verglichen mit der unbehandelten Kontrolle nach 24 Stunden Inkubation mit AWF zunächst auf 68,1 ±11,1%, und stieg kontinuierlich bis zum Tag 3 wieder auf 92,4 ±5,5% an. Unter dem Einfluss von CWF reduzierte sich die Proliferationsrate signifikant auf 58,4 ±7,7% an Tag 1 und auf 38,3 ±2,9% an Tag 2, gefolgt von einem leichten Anstieg auf 54,9 ±5,8% an Tag 3 (sämtlich p<0,05). Alleinige Inkubation mit HyEc führte in keiner der getesteten Konzentrationen zu einer Veränderung der Proliferationsrate. Auch bei Koinkubation mit AWF oder CWF hatte HyEc keinen Effekt auf die Zell-Proliferation der Keratinozyten. Details sind Abbildung 6 zu entnehmen.

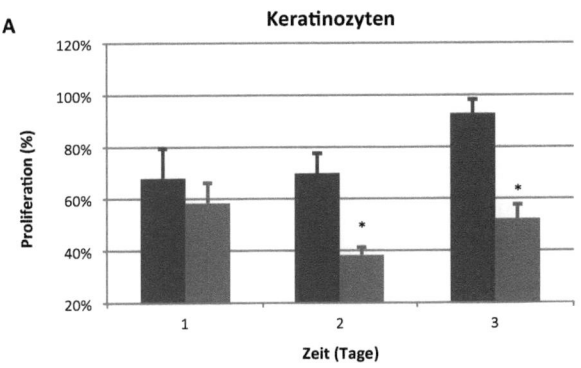

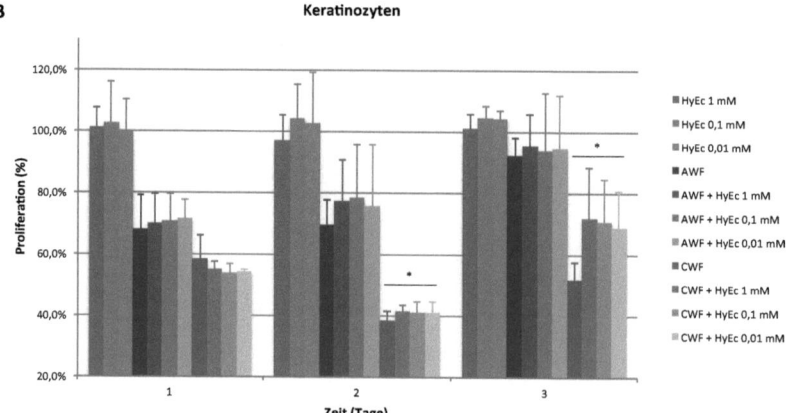

Abbildung 6: Keratinozyten-Proliferation. **A** Dargestellt ist die Proliferation unter dem Einfluss von AWF (blaue Balken) und CWF (rote Balken) in Prozent im Vergleich zur unbehandelten Kontrolle. **B** Einfluss von HyEc in unterschiedlichen Konzentrationen auf die Proliferation von Keratinozyten ohne (grüne Balken) und mit Koinkubation mit AWF (blaue Balken) und CWF (rote Balken). Dargestellt ist die Proliferation in Prozent der unbehandelten Kontrolle. Sterne zeigen signifikante Unterschiede zwischen AWF und CWF an ($p<0,05$).

4.5 Migration von ASCs und Keratinozyten

ASCs wurden von AWF und CWF angelockt. Dabei war der chemotaktische Reiz von AWF signifikant stärker als von CWF. Nach 24 Stunden waren 77,5 ±9,9% der ASCs zum AWF migriert, während nur 59,8 ±6,9% zum CWF wanderten ($p=0,001$).

Die Addition von 1 mM HyEc hemmte den chemotaktischen Effekt von CWF signifikant (46,4 ±1,1%; $p=0,019$). Alle übrigen Konzentrationen hatten keinen Einfluss auf die Chemotaxis von AWF und CWF.

Die alleinige Inkubation von ASCs mit HyEc führte in allen Konzentrationen zu einer signifikanten Hemmung der Migration, verglichen mit der Kontrolle. Details sind Abbildung 7 zu entnehmen.

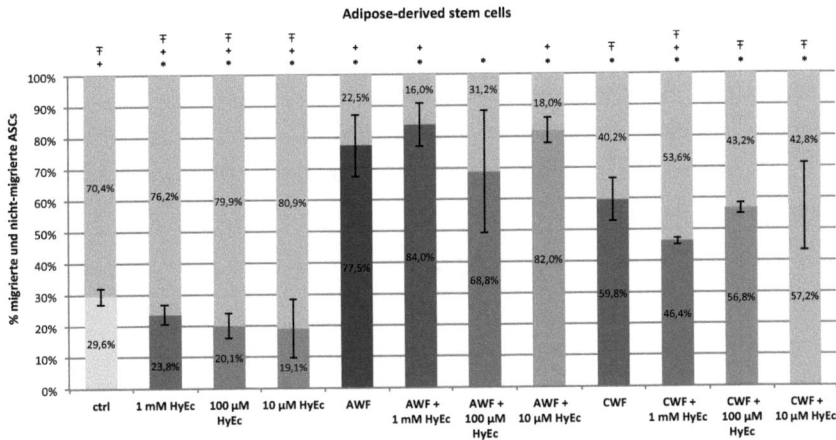

Abbildung 7: Transwell Migration von Adipose-derived stem cells (ASCs). Dargestellt ist der prozentuale Anteil an migrierten (untere Balken) und nicht-migrierten (obere Balken) ASCs nach 24 Stunden. Hydroxyectoin (HyEc) in verschiedenen Konzentrationen (1 mM, 100 µM und 10 µM), acute (AWF) und chronic wound fluid (CWF) sowie AWF bzw. CWF plus HyEc in den drei Konzentrationen wurden als chemotaktische Stimuli verwendet. Vollmedium diente als Kontrolle (ctrl). Dargestellt sind die Ergebnisse von drei unabhängigen Versuchen als Mittelwert ±Standardabweichung. Sternchen (*) markieren Signifikanzen verglichen mit der Kontrolle, Pluszeichen (+) zeigen Signifikanzen verglichen mit CWF und das samische T (T̄) Signifikanzen verglichen mit AWF an (p<0,05).

Um die Keratinozytenmigration ohne Bias durch Zellproliferation zu messen, wurde der Scratch-Test nach vorheriger Inkubation mit Mitomycin C durchgeführt. HyEc allein hatte bis auf eine Ausnahme in keiner der getesteten Konzentrationen einen signifikanten Effekt auf die Migration der Keratinozyten. Nach 24 Stunden führte HyEc in einer Konzentration von 1 mM zur signifikanten Reduktion der *cell-free area* (CFA) im Vergleich mit der Kontrollgruppe (6,4 ±0,8% versus 21,3 ±9,0%, p<0,001, Abbildung 8A). HyEc wurde für die weiteren Versuche zusammen mit den Wundflüssigkeiten in einer Konzentration von 1 mM verwendet.

12 Stunden nach Versuchsbeginn waren nur marginale Unterschiede bei der Größe der CFA zwischen allen Gruppen zu beobachten (Kontrolle: 70,0 ±12,3%, AWF: 68,6 ±9,9%, AWF/HyEc: 75,5 ±11,8%, CWF: 74,9 ±10,9%, CWF/HyEc: 84,4 ±8,8%), wobei die Keratinozyten unter dem Einfluss von CWF plus HyEc am wenigsten migrierten. 24 Stunden nach Inkubation reduzierte sich in der Kontrollgruppe die verbleibende CFA auf 21,1 ±9,0%. Unter dem Einfluss von AWF und CWF betrug die CFA 30,6 ±10,9% und 49,1 ±6,8% respektive. CWF hat die Migration im Vergleich zur Kontrolle signifikant gehemmt (p=0,001). Während der in-vitro Wundverschluss 36 Stunden nach Inkubation mit AWF annähernd

beendet war (CFA bei AWF: 4,1 ±5,1%, Kontrolle: 2,5 ±2,6%), zeigte sich unter dem Einfluss von CWF eine signifikant größere CFA (30,4 ±4,4%, p<0,05). HyEc hatte nach 36 Stunden keinen Effekt auf die CWF-Gruppe; gemeinsam mit AWF kam es zu einem verzögerten Wundverschluss (CFA bei AWF/HyEc: 23,3 ±31,9%), wobei der Unterschied nicht signifikant war. Die Ergebnisse sind in Abbildung 8B dargestellt.

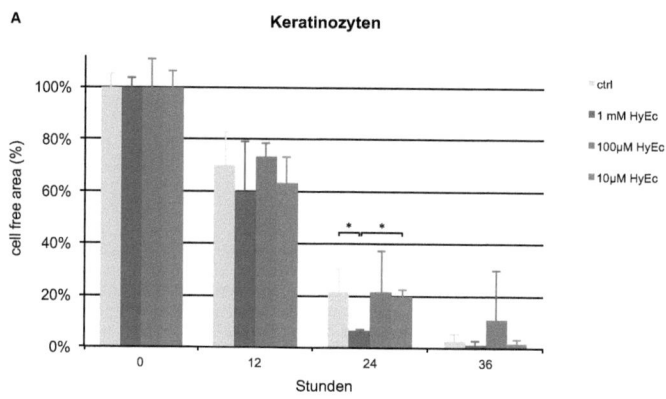

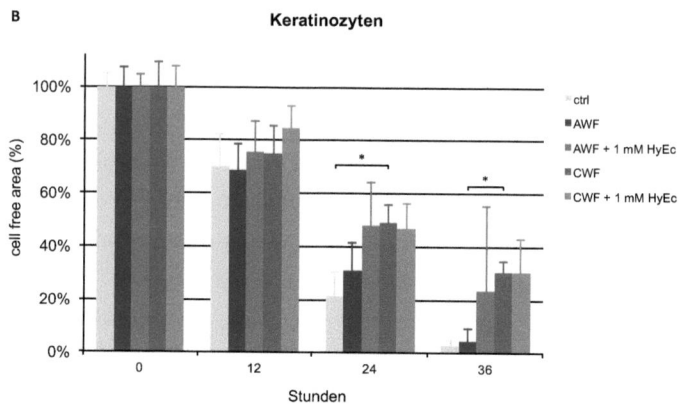

Abbildung 8: Keratinozytenmigration im Scratch-Assay. Dargestellt ist die Reduktion des initialen Defektareals (CFA) in der monolayer Zellkultur unter dem Einfluss **A** unterschiedlicher Konzentrationen von Hydroxyectoin (HyEc): 1 mM (dunkel-grüne Blaken), 100 µM (grüne Balken) und 10 µM (hell-grüne Balken), **B** akutem Wundsekret (AWF, dunkel-blaue Balken), AWF plus 1 mM HyEc (hell-blaue Balken), chronischem Wundsekret (CWF, dunkel-rote Balken) und CWF plus 1 mM HyEc (hell-rote Balken). Die gelben Balken repräsentieren die Kontrollgruppe (Vollmedium). Dargestellt sind die Ergebnisse von drei unabhängigen Versuchen als Mittelwert plus Standardabweichung. Sternchen (*) zeigen signifikante Unterschiede zwischen den markierten Gruppen an (p<0,05).

4.6 Genexpression von ASCs und Keratinozyten

Aufgrund der Ergebnisse der Proliferations- und Migrationsassays wurde HyEc bei den folgenden Versuchen in einer Konzentration von 1 mM verwendet.

Zwei Stunden nach Inkubation kam es unter dem Einfluss von CWF gemeinsam mit HyEc bei den ASCs zu einer signifikanten Veränderung der Genexpression (fold change, FC) von MMP-2 (p=0,004, Abbildung 9A). Die Expression der übrigen Proteine wurde nicht beeinflusst.

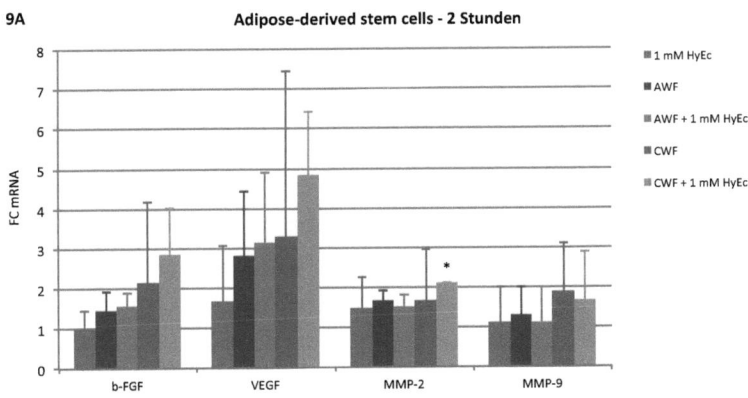

Nach 6 Stunden wurde die Expression von b-FGF und VEGF durch AWF und CWF induziert. Bei VEGF war der Effekt von CWF signifikant stärker als von AWF (p<0,05). Die Addition von HyEc zum CWF führte zu einer weiteren Zunahme der Expression von VEGF (FC: 22,8 ±1,4; p<0,05). Die MMP-9-Expression wurde ebenfalls durch AWF und CWF hochreguliert. Auch hier war durch CWF eine signifikant stärkere Induktion im Vergleich zu AWF, aber auch im Vergleich zu CWF plus HyEc zu verzeichnen (FC: CWF 4,56 ±0,14 vs. AWF 3,21 ±0,42 bzw. CWF/HyEc 2,8 ±1,0; beide p<0,05). MMP-2 wurde nicht wesentlich beeinflusst. HyEc alleine führte bei keinem der untersuchten Proteine zu einer Veränderung ihrer Genexpression (Abbildung 9B).

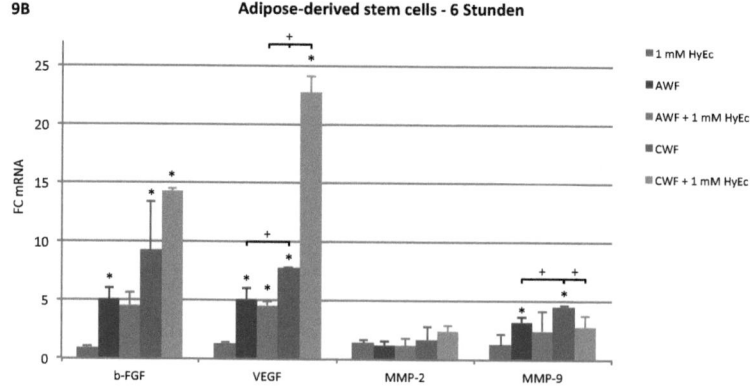

12 Stunden nach Zugabe der Effektoren kam es unter dem Einfluss von HyEc alleine zu einer Induktion von VEGF und MMP-2. CWF plus HyEc führten zur vermehrten Genexpression von MMP-2. Die Expression von VEGF wurde weder durch AWF noch durch CWF signifikant beeinflusst. Der Unterschied in der Genexpression von VEGF zwischen beiden Gruppen war jedoch signifikant (FC: AWF 2,2 ±1,1 vs. CWF 13,9 ±6; p<0,05). Für die übrigen Proteine wurde bei teilweise hohen Standardabweichungen keine signifikante Induktion der Genexpression festgestellt. Siehe Abbildung 9C.

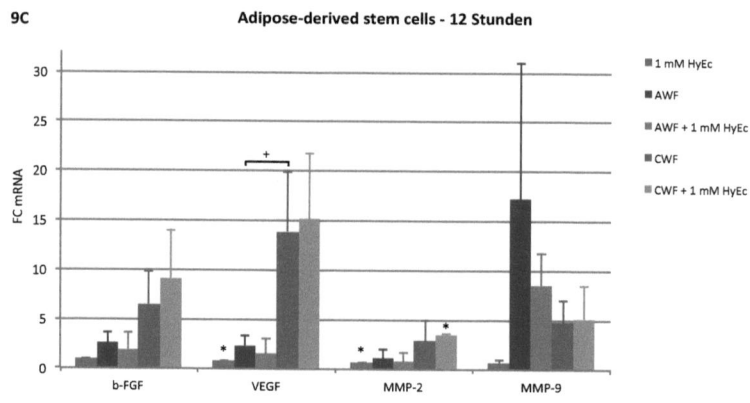

AWF führte nach 24 Stunden zu einer signifikanten Induktion von VEGF und MMP-9. Die Expression von MMP-9 steigerte sich um das 11-fache und war signifikant höher als mit CWF. Unter dem Einfluss von CWF kam es zur signifikant vermehrten Expression von MMP-2 und MMP-9. (FC: 3,2 ±0,7 und 4,7 ±0,8 respektive; beide p<0,05), wobei die Induktion im Vergleich zu AWF bei MMP-2 signifikant stärker und bei MMP-9 schwächer ausfiel. Die Addition von HyEc zum CWF führte zu einer weiteren Steigerung der MMP-2-Expression (FC: CWF/HyEc 5,0 ±0,1; p<0,05). HyEc alleine hatte keinen Effekt auf die Genexpression der ASCs (Abbildung 9D).

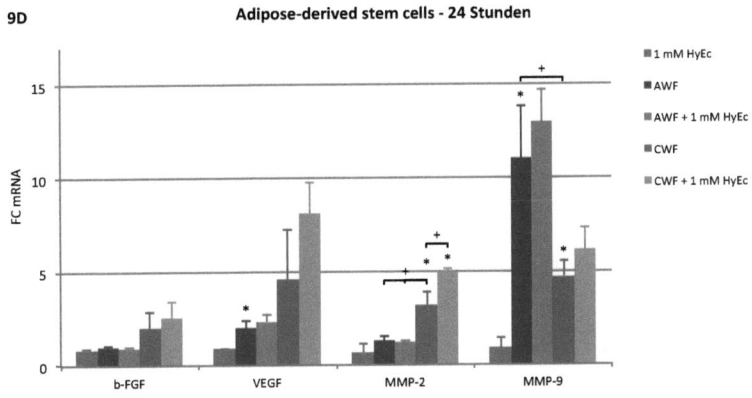

48 Stunden nach Beginn der Inkubation wurde nur VEGF durch AWF plus HyEc signifikant induziert. AWF führte bei MMP-9 und CWF bei b-FGF und MMP-9 zu einer trendhaft erhöhten Expression, wenn auch diese nicht signifikant war. HyEc alleine zeigte keinen Einfluss auf die Expression der untersuchten Proteine. Details sind Abbildung 9E zu entnehmen.

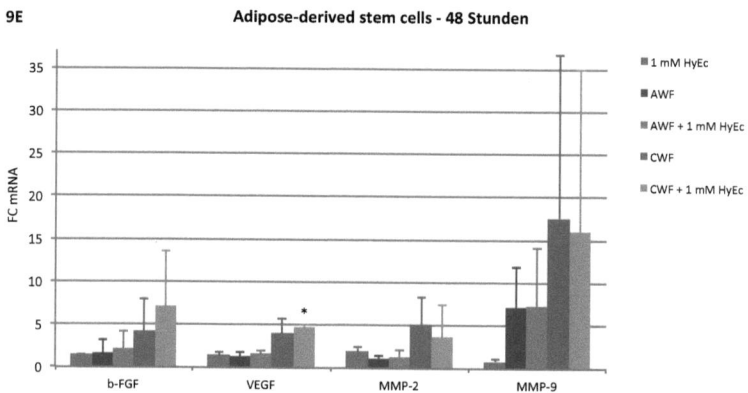

Abbildungen 9 A-E: Änderungen der Genexpression von Adipose-derived stem cells (ASCs) für die Wachstumsfaktoren b-FGF und VEGF sowie die Proteasen MMP-2 und MMP-9 unter dem Einfluss von 1 mM Hydroxyectoin (HyEc, grüne Balken), akutem Wundsekret (AWF, dunkel-blaue Balken), AWF plus 1 mM HyEc (hell-blaue Balken), chronischem Wundsekret (CWF, dunkel-rote Balken) und CWF plus 1 mM HyEc (hell-rote Balken). Die Veränderung der mRNA-Expression (fold change, FC) wurde mittels qRT-PCR ermittelt und als Mittelwert plus Standardabweichung angegeben. Dargestellt sind die Ergebnisse von drei unabhängigen Versuchen. Sternchen (*) geben signifikante Unterschiede zur Baseline-Expression an. Plus-Zeichen (+) markieren Signifikanzen zwischen den markierten Gruppen (p < 0,05).

Bei den Keratinozyten kam es 2 Stunden nach Inkubation mit AWF und HyEc zur signifikanten Induktion von b-FGF. Es zeigte sich eine erhöhte MMP-9-Expression unter dem Einfluss von CWF, die jedoch nur im Vergleich mit AWF Signifikanz aufwies. Die Zugabe von HyEc zum AWF führte zu einer signifikanten Induktion von VEGF im Vergleich mit AWF (p=0,01). Die Expression der übrigen Proteine war unbeeinflusst (Abbildung 10A).

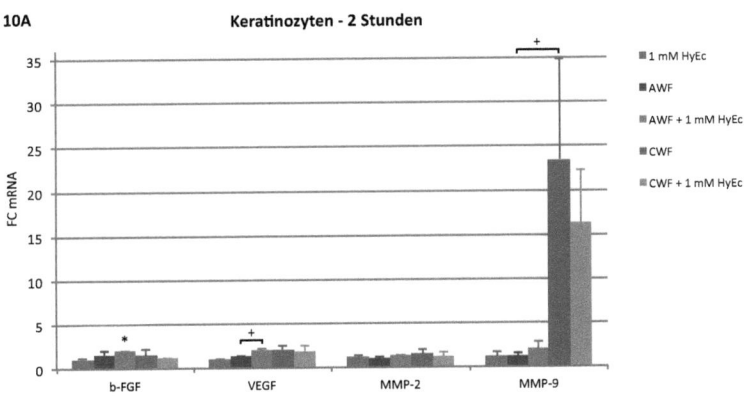

Nach 6 Stunden kam es unter dem Einfluss von CWF zu einer 12-fachen Expression von MMP-9, die durch Zugabe von HyEc signifikant auf das 19-fache der Baisisexpression gesteigert wurde. AWF plus HyEc führte ebenfalls zu einer MMP-9-Induktion, wobei AWF alleine keinen signifikanten Einfluss hatte. B-FGF wurde durch HyEc allein und zusammen mit CWF induziert. Die Expression von VEGF und MMP-2 blieb unverändert (Abbildung 10B).

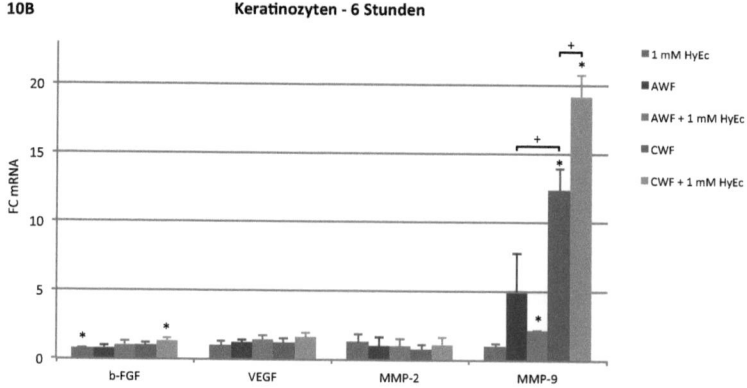

12 Stunden nach Inkubation erreichte die MMP-9-Expression mit CWF allein und zusammen mit HyEc bei einem FC von 22,2 ±5,7 und 30,3 ±0,7 (beide p<0,05) ihre Maximalwerte und war signifikant höher als unter dem Einfluss von AWF (FC 9,3 ±1,6; vs. CWF p<0,05). Auch VEGF und b-FGF wurden von AWF induziert, wobei der FC bei VEGF größer war. CWF hat die Expression von VEGF auf fast das 5-fache erhöht. HyEc alleine hatte nach 12 Stunden keinen Effekt auf die Genexpression. MMP-2 blieb von allen getesteten Substanzen unbeeinflusst. Details sind Abbildung 10C zu entnehmen.

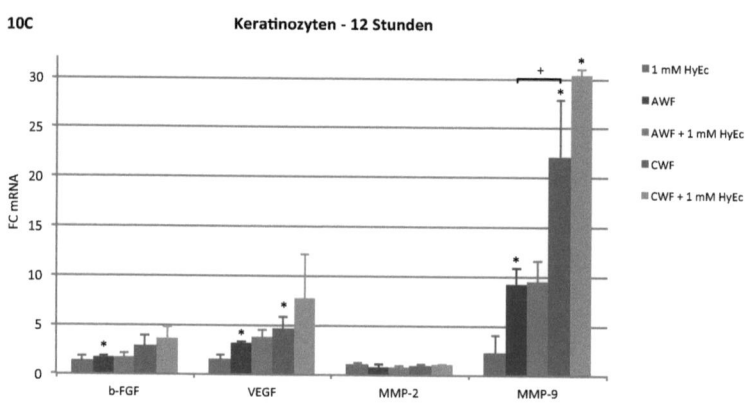

24 Stunden nach Kultivierung mit den Effektoren zeigte lediglich die Expression von VEGF unter dem Einfluss von CWF eine signifikante Veränderung. Die MMP-9-Expression hatte sich sowohl mit AWF als auch mit CWF über die vorangegangenen 12 Stunden halbiert. B-FGF war unter Einflussnahme von AWF und CWF trendhaft erhöht, jedoch ohne Nachweis von Signifikanzen. Die Expression von MMP-2 blieb auch nach 24 Stunden unverändert (Abbildung 10D).

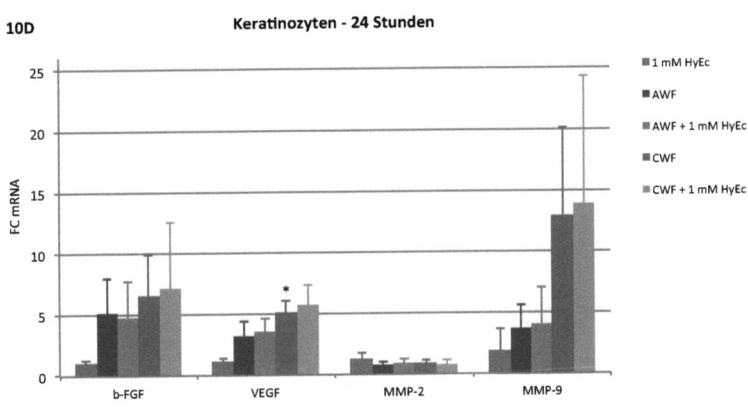

Nach 48 Stunden Inkubation mit CWF war die VEGF-Expression noch mehr als 4-fach erhöht (FC 4,5 ±0,4; p<0,05). Auch unter dem Einfluss von AWF kam es zur signifikanten Induktion von VEGF, wobei CWF die Expression stärker induzierte (p<0,05). HyEc hatte weder alleine noch in Verbindung mit AWF oder CWF Einfluss auf die Genexpression. Details sind in Abbildung 10E dargestellt.

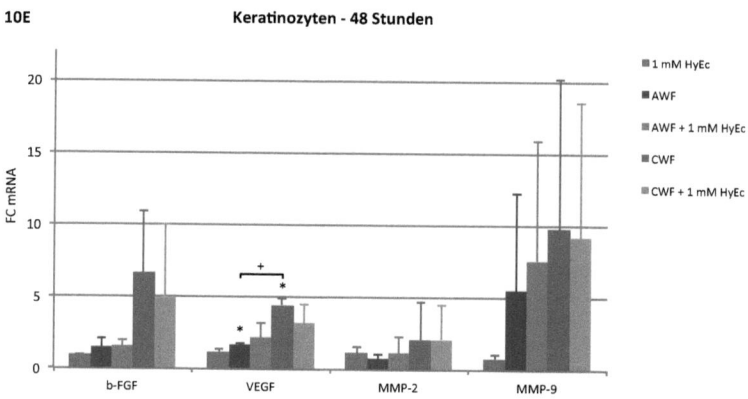

Abbildungen 10 A-E: Änderungen der Genexpression von Keratinozyten für die Wachstumsfaktoren b-FGF und VEGF sowie die Proteasen MMP-2 und MMP-9 unter dem Einfluss von 1 mM Hydroxyectoin (HyEc, grüne Balken), akutem Wundsekret (AWF, dunkel-blaue Balken), AWF plus 1 mM HyEc (hell-blaue Balken), chronischem Wundsekret (CWF, dunkel-rote Balken) und CWF plus 1 mM HyEc (hell-rote Balken). Die Veränderung der mRNA-Expression (fold change, FC) wurde mittels qRT-PCR ermittelt und als Mittelwert plus Standardabweichung angegeben. Dargestellt sind die Ergebnisse von drei unabhängigen Versuchen. Sternchen (*) geben signifikante Unterschiede zur Baseline-Expression an. Plus-Zeichen (+) markieren Signifikanzen zwischen den markierten Gruppen (p<0,05).

5. Diskussion

Die Behandlung chronischer Wunden ist ein wachsendes Problem im Gesundheitswesen. Im Zuge des demographischen Wandels steigt durch eine erhöhte Lebenserwartung die Zahl älterer Menschen und gleichzeitig die Inzidenz altersbedingter Erkrankungen. Die meist chronischen Leiden führen sekundär häufig zu Komorbiditäten als Folge der länger bestehenden Grunderkrankung. So kommt es im Rahmen von degenerativen Gefäßveränderungen in fortgeschrittenen Stadien bereits bei Bagatellverletzungen zur Entstehung chronischer Wunden. Aufgrund der verminderten Gewebeperfusion ist die Wundheilung eingeschränkt. Ortsständige Zellen werden insuffizient mit Sauerstoff und Nährstoffen versorgt und Abbauprodukte nicht in ausreichendem Maße abtransportiert. Das Resultat ist eine reduzierte Zellfunktion bis hin zur Zellnekrose. Konsekutiv verändert sich die Zusammensetzung des Wundsekretes und führt zusätzlich lokal zu einer Beeinträchtigung der Wundzellen.[113]

In der vorliegenden Arbeit wurde der Einfluss von CWF auf Keratinozyten als eine der wichtigsten Zellpopulationen in der Wundheilung sowie auf ASCs untersucht. ASCs spielen eine Schlüsselrolle bei regenerativen Prozessen und stehen im Rahmen der pathologischen Wundheilung als innovative Therapieoption im Fokus der Wissenschaft. Zum Vergleich wurde Sekret aus akuten Wunden herangezogen, um die physiologische Wundsituation zu simulieren. Nach Aufbereitung der Wundsekrete wurde zunächst über Verdünnungsreihen eine geeignete Konzentration bestimmt, bei der einerseits ausreichend vitale Keratinozyten und ASCs zur Verfügung standen, andererseits geringe Änderungen bei der Migration und Proliferation messbar waren. Das *in-vitro-Wundmodell* wurde erfolgreich etabliert und standardisiert bei allen Versuchen angewendet.

AWF und CWF wurden bereits vielfach analysiert, aber selten in Zellkulturen verwendet. Die Gewinnung und Verarbeitung von Wundsekreten, insbesondere von CWF, erfolgten je nach Arbeitsgruppe auf unterschiedliche Art und Weise.[114] Am häufigsten wurden Wunden oder Ulcera mittels einer okklusiven Folie abgedeckt und das Wundsekret nach einer definierten Zeit abgesaugt.[36-38] Aber auch Kompressen oder Schwämme wurden appliziert und anschließend das Sekret extrahiert.[115,116] Neben Lokalisation und Genese der Wunden könnte auch die Methode zur Gewinnung der Proben die biochemischen Parameter im Sekret unterschiedlich beeinflussen.[117] AWF wird regelhaft aus subkutanen Drainagen nach operativen Eingriffen gewonnen, wobei sich die Frage stellt, ob subkutanes Wundsekret geeignet ist, um akute kutane Wunden zu repräsentieren. Alternativ ließe sich Sekret von Spalthautentnahmestellen unter einer Okklusivfolie gewinnen. Um die Vergleichbarkeit mit der Literatur zu gewährleisten und aufgrund der sicheren, effektiven Handhabung bei der Methode, wurde in der vorliegenden Arbeit Wundsekret aus subkutanen Drainagen verwendet.

Die Sekrete aus akuten und chronischen Wunden unterscheiden sich maßgeblich in ihrer biochemischen Zusammensetzung,[114] obwohl sich ihr Gesamtproteingehalt ähnelt. Der Proteingehalt von AWF und CWF in unserer Studie betrug 38,8 g/l und 33,5 g/l respektive und war vergleichbar mit den Ergebnissen anderer Arbeitsgruppen.[36] Die Konzentration an Proteasen ist im CWF signifikant höher als im AWF,[38] während die Quantität von Wachstumsfaktoren in der Literatur kontrovers diskutiert wird. Bei den meisten Arbeiten waren Wachstumsfaktoren im CWF signifikant niedriger vorhanden als im AWF.[37,39] Ein Mißverhältnis zwischen regulatorischen Wachstumsfaktoren, Zytokinen, degradierenden Proteasen und deren Inhibitoren scheint neben der ursächlichen Grunderkrankung einer der Hauptgründe für die reduzierte Zellfunktion in chronischen Wunden zu sein.[39] Im klinischen Alltag werden gelegentlich selbst bei jungen, gesunden Patienten prolongierte Heilungsverläufe mit Entwicklung chronischer Wunden beobachtet, obwohl eine vermeintlich gute Gewebeperfusion vorhanden ist. Grundsätzlich kann der negative Einfluss von CWF allerdings nicht auf einzelne Faktoren reduziert, sondern muss mit der Gesamtheit aller nachteiligen Effektoren erklärt werden.

Die Wundheilung ist ein komplexer Prozess, in den eine Vielzahl von Zelltypen involviert ist. Die Aufgabe von Keratinozyten besteht darin, Wunden zu verschließen und beruht auf der Fähigkeit zur Migration und Proliferation.[15] MSCs sind wesentlich an regenerativen Prozessen im Organismus beteiligt. Für ASCs wurde ein positiver Einfluss auf die Wundheilung nachgewiesen, sobald sie das Wundgebiet erreicht haben.[118-120] Die vorliegende Arbeit hat Unterschiede in der Zellfunktion von ASCs und Keratinozyten unter dem Einfluss von AWF und CWF aufgezeigt. Die Proliferationskapazität der Keratinozyten wurde durch CWF signifikant gehemmt, während die ASCs wenig beeinflusst waren. Der antiproliferative Effekt von CWF wurde zuvor schon bei Fibroblasten,[119]

Endothelzellen[43] und Keratinozyten[42] gezeigt und u. a. durch eine toxische Wirkung des CWFs erklärt. AWF zeigte einen stimulierenden Effekt auf ASCs und führte zu einer signifikant gesteigerten Proliferation im Vergleich mit CWF. Die Keratinozyten-Proliferation wurde anfangs auch durch AWF reduziert, erreichte aber nach drei Tagen wieder annähernd Ausgangswerte. Verglichen mit CWF war die Proliferationsrate der Keratinozyten aber schon nach zwei Tagen signifikant höher. Der stimulierende Effekt von AWF auf die ASC-Proliferation wurde bereits von Scherzed et al. nachgewiesen,[121] den Einfluss von CWF hat die Arbeitsgruppe jedoch nicht untersucht. Die Zellproliferation wird von EGF und anderen mitogenen Wachstumsfaktoren reguliert.[122] CWF mit seiner hohen Konzentration an Proteasen hat die Fähigkeit, EGF und andere Proteine zu degradieren,[39] was zumindest zum Teil die reduzierte Proliferationskapazität der Keratinozyten erklären könnte. Im Gegensatz dazu postulierten Seah et al., dass nicht ein Mangel an mitogenen Wachstumsfaktoren für den inhibitorischen Effekt von CWF verantwortlich ist, sondern dass CWF direkt einen Ras-vermittelten Signaltransduktionsweg beeinflusst und somit zu einer reduzierten Zellproliferation führt.

Ein weiterer Aspekt bei chronischen Wunden ist die bakterielle Kontamination, die selbst durch regelmäßige Verbandwechsel nicht vollständig vermeidbar ist. *Lipopolysaccharide* (LPS) werden beim Zerfall gram-negativer Bakterien frei und haben toxische Eigenschaften. Während die Keratinozytenviabilität von LPS nicht beeinflusst wird,[123] können Toxine anderer Bakterien den Zelltod induzieren. *Staphylococcus aureus* ist der am häufigsten aus chronischen Wunden isolierte Keim.[124] Auch in der vorliegenden Arbeit war *S. aureus* neben *Enterokokken* am häufigsten in den CWF-Proben nachgewiesen worden. Es ist bekannt, dass *S. aureus* in der Lage ist das sog. *Staphylococcal alpha-toxin A* zu sezernieren, das bei Keratinozyten zur Lyse und damit zum Zelltod führt.[125] Die CWF-Proben unserer Studie wurden zwar durch einen Sterilfilter gegeben, um eine bakterielle Kontamination der Zellkulturen zu vermeiden. Eventuell zuvor von Bakterien sezernierte Toxine verblieben aber im CWF und waren möglicherweise mitverantwortlich für die starke Hemmung der Keratinozyten-Proliferation bzw. ihrer Viabilität.

ASCs befinden sich in ihrer sog. Stammzellnische, einer Umgebung im Organismus, in der das Mikromilieu aus zellulären und azellulären Komponenten das Verhalten der Stammzellen, insbesondere das Gleichgewicht zwischen Selbsterneuerung und Differenzierung, lokal und systemisch über extrinsische Signale steuert.[126] Die Rekrutierung von Stammzellen, also die Migration aus ihren Nischen hin zur verletzten Region, auch als Homing bezeichnet, erfolgt über chemotaktische Reize. In unserer Studie wurde die Migration von ASCs sowohl durch AWF als auch durch CWF stimuliert, wobei der Effekt von AWF signifikant größer war. Eine starke chemotaktische Wirkung von AWF auf ASCs ist bekannt.[121] Chemokine wie z. B. CXCL12 und seine Rezeptoren spielen eine wichtige Rolle bei der Migration von Stammzellen zu Ihrem Einsatzort. Die Expression einiger dieser Chemokinrezeptoren wurde bei ASCs nachgewiesen.[127] Auch wenn CWF im Vergleich zur Kontrolle zu einer erhöhten Migrationsrate führte, könnte jedoch *in-vivo* die chemotaktische Potenz von CWF nicht ausreichend für eine suffiziente Rekrutierung von ASCs sein. Auch hier könnte die erhöhte Konzentration von MMPs im CWF mitverantwortlich sein und über die vermehrte Proteolyse von Chemokinen zu einer reduzierten Aktivität führen.[128]

Die Migration der Keratinozyten wurde durch CWF gehemmt. Eine ungestörte Migration ist aber zwingende Voraussetzung für eine kompetente Wundheilung. Keratinozyten am Wundrand migrieren über den Wundgrund zur Mitte und führen zum definitiven Wundverschluss. Fibronectin ist eines der Schlüsselproteine der ECM und wichtig für die Adhäsion und Migration von Keratinozyten.[129] Für die Epithelisierung ist eine effiziente Interaktion zwischen Fibronectin und seinem Rezeptor α5β1 notwendig. Obwohl Fibronectin-mRNA in chronischen Wunden deutlich erhöht vorliegt,[130] ist die Zellmigration verschlechtert. Dies läßt sich einerseits durch die erhöhte Proteaseaktivität im CWF erkären, die zu einer Degradierung von Fibronectin führt,[131] andererseits durch einen Mangel an seinem α5β1-Rezeptor in den Keratinozyten-Zellmembranen.[132] Auch im Hinblick auf die Migration scheint die bakterielle Kontamination chronischer Wunden eine Rolle bei der verzögerten Wundheilung zu spielen. Loryman und Mansbridge haben gezeigt, dass LPS die Migration von Keratinozyten *in-vitro* hemmt.[123]

Für eine suffiziente Wundheilung ist neben vitalen und funktionsfähigen Zellen, die uneingeschränkt migrieren und proliferieren können, ein physiologisches Gleichgewicht von Wachstumsfaktoren und Proteasen obligat. Mit Hilfe der qRT-PCR haben wir die für die Wundheilung entscheidenden angiogenetischen Wachstumsfaktoren b-FGF und VEGF sowie die entscheidenden Proteasen MMP-

2 und MMP-9 unter dem Einfluss von AWF und CWF untersucht. VEGF hat einen stimulierenden Effekt auf die Wundheilung hauptsächlich über Angiogenese, unterstützt aber auch die Epithelisation und Bildung von ECM.[7] Die Angiogenese ist Grundvoraussetzung bei physiologischen Reparationsprozessen. Eine verminderte VEGF-Produktion mit konsekutiv reduzierter Angiogenese führt zur gestörten Geweberegeneration.[7] ASCs adressieren ihre regenerativen Effekte vorwiegend über parakrine Mechanismen. In unserer Studie wurde VEGF bei ASCs und Keratinozyten von AWF und CWF induziert, wobei der Effekt bei CWF größer war. Dies könnte auf die Gewebehypoxie in chronischen Wunden mit verstärkter Aktivierung des HIF-1α Signaltransduktionsweges und damit erhöhter VEGF-Stimulation zurückzuführen sein. Diese Hypothese wird gestützt durch eine Studie von Lee et al. aus dem Jahr 2009, bei der ASCs unter hypoxischen Zellkulturbedingungen analysiert wurden. Die Hypoxie führte neben einer gesteigerten Proliferation zur Induktion von VEGF und b-FGF bei ASCs.[133] b-FGF ist ein weiterer Angiogenesefaktor, der zusätzlich die Proliferation von Keratinozyten stimuliert.[134] Auch die Expression von b-FGF wurde deutlich durch AWF und CWF induziert; wieder war der Effekt bei CWF größer. Bei den Keratinozyten fand die Induktion später und in schwächerer Ausprägung statt. Eine mangelnde Expression angiogenetischer Faktoren scheint also nicht ursächlich für die gestörten Heilungsprozesse bei chronischen Wunden zu sein. Die b-FGF-Aktivität wird primär von seiner Rezeptor-Dichte reguliert, so dass anhand der alleinigen b-FGF-Expression keine sichere Aussage über die potentiellen Effekte getroffen werden kann.[135] VEGF und b-FGF sind maßgeblich an der Ausbildung neuer Blutgefäße beteiligt, doch die Wachstumsfaktoren alleine führen nicht zu einem funktionellen und stabilen vaskulären Netzwerk. Hierfür sind synergistische Effekte verschiedener Chemokine und deren Rezeptoren notwendig.[136] Bei reduzierter oder ausbleibender Angiogenese schließt sich der *circulus vitiosus* von chronischen Wunden. Durch eine resultierende bzw. anhaltende Gewebehypoxie werden die pathologischen Mechanismen bei der gestörten Wundheilung aufrechterhalten.

Ulrich und Kollegen haben in einer experimentellen Studie aus dem Jahr 2005 gezeigt, dass die Addition von MMP-2- und MMP-9-Inhibitoren zum CWF zu einer Stimulation der Angiogenese führte und schlussfolgerten, dass massiv erhöhte Konzentrationen an MMP-2 und MMP-9 wie im CWF die Angiogenese hemmen.[137]

Wir haben die MMP-2 und MMP-9 Expression bei ASCs und Keratinozyten unter dem Einfluss von AWF und CWF untersucht. CWF führte zu einer signifikanten Induktion von MMP-2 bei ASCs und MMP-9 bei Keratinozyten, was die Ergebnisse von Ulrich et al. unterstützt. Die massive MMP-9-Expression der Keratinozyten könnte durch hohe Spiegel an proinflammatorischen Zytokinen im CWF erklärt werden. Für IL-1 und TNF-α ist bekannt, dass sie die MMP-9-Expression stimulieren.[38] Adäquate Konzentrationen an MMP-9 sind für die Epithelisierung und den Gewebeumbau (remodelling) essentiell, massiv erhöhte MMP-9-Spiegel führen aber vermutlich zu einer permanenten Degradierung von ECM, Wachstumsfaktoren und deren Rezeptoren und verhindern somit die Heilung von Wunden.[138]

Die Rolle von MMP-2 in der Wundheilung ist in der Literatur nicht einheitlich beschrieben. Während einige Autoren MMP-2 eine ganz ähnliche Rolle wie dem MMP-9 zuschreiben, postulieren andere einen differenzierteren Nutzen v. a. in der Angiogenese.[139] Sowohl MMP-2 als auch MMP-9 spielen eine wichtige Rolle bei der Angiogenese, indem sie die Basalmembran degradieren und so den Endothelzellen erlauben, neue Kapillarloops zu bilden.[140] Bei knock-out Mäusen wurde für MMP-2 eine signifikante Reduktion der retinalen Angiogenese nachgewiesen, nicht jedoch für MMP-9.[141] Neben dem positiven Einfluss auf die Angiogenese wurde für MMP-2 ein stimulierender Effekt auf die Keratinozytenmigration nachgewiesen.[142] Mit einer erhöhten MMP-2-Expression von ASCs – wie in der vorliegenden Arbeit – könnte der reduzierten Migrationsfähigkeit von Keratinozyten und der mangelnden Angiogenese in chronischen Wunden entgegengewirkt werden. Diese Hypothese wird von einer Studie von Swarnakar et al. unterstützt, in der durch Hemmung von MMP-9 und Stimulation von MMP-2 die Heilung gastraler Ulcera verbessert wurde.[143] Chronische Wunden unterliegen einer prolongierten bzw. anhaltenden Inflammationsphase.[30] Über die Spaltung des *monocyte chemoattractant protein* (MCP)-3 hemmt MMP-2 die Leukozytenmigration und wirkt so einer Inflammation entgegen.[144] Zusammenfassend scheint eine erhöhte Expression von MMP-2 positiven Einfluss auf die Wundheilung zu nehmen.

MMPs werden in einer komplexen zellulären und humoralen Interaktion hauptsächlich durch ihre Inhibitoren, die TIMPs, reguliert. Im Rahmen unserer Studie wurden keine TIMPs untersucht, so dass eine Aussage über die reale

Aktivität der MMPs nicht getroffen werden kann. ASCs zeigen eine perizelluläre MMP-Aktivität durch Bindung endogener und exogener MMPs, Hemmung löslicher MMPs über verstärkte Sekretion von TIMPs und Aktivierung von MMPs an ihrer Oberfläche.[145] Insofern kann anhand der Menge an löslichen MMPs, wie z. B. in den Wundsekreten, nicht zwangsläufig eine Aussage über die Aktivität bei der Interaktion mit ihrer Umgebung getroffen werden. Auch AWF führte zur Induktion von MMP-9 bei Keratinozyten, die aber signifikant niedriger als unter dem Einfluss von CWF ausfiel. Da das Verhältnis von MMPs und TIMPs im AWF nicht wie bei CWF zugunsten der MMPs verschoben ist,[38] könnte dies die physiolgische Situation widerspiegeln, in der eine adäquate Expression von MMP-9 für die Wundheilung obligat ist.

Ein weiterer Teil dieser Arbeit war die Untersuchung von HyEc im Hinblick auf seine Wirksamkeit bei ASCs und Keratinozyten im Rahmen der physiologischen und der gestörten Wundheilung. HyEc wird aufgrund der protein- und zellstabilisierenden Eigenschaften vielfältig in der Biotechnologie als Zusatz für Zellkultur-, Reaktions- oder Einfriermedien und bei der Gefriertrocknung von Proteinen eingesetzt. Zellen und Proteine in chronischen Wunden sind einer Vielzahl an Stressoren ausgesetzt. Neben der anhaltenden Gewebehypoxie und toxischen Umwelteinflüssen kommen sie mit freien Radikalen (ROS) wie z. B. dem Hyperoxid-Anion O_2^- oder dem hochreaktiven Hydroxyl-Radikal OH^- in Kontakt. ROS sind an verschiedenen pathologischen Prozessen, wie z. B. bei der Mutagenese, Krebserkrankungen, Artherosklerose oder bei der Entstehung chronischen Wunden beteiligt. Letzteres zeigt sich u. a. an hohen Konzentrationen von ROS bei chronischen Wunden.[46,146] Hohe Spiegel von ROS können über unterschiedliche Mechanismen die Apoptose von Keratinozyten induzieren.[47,147] Mitochondrien sind sowohl endogener Produzent als auch das Ziel von ROS, und oxidativer Stress kann die Apoptose direkt über mitochondiale Signalwege induzieren. Aber auch über den extrinsischen Signaltransduktionsweg durch Caspase-8-vermittelte Spaltung des inaktiven zytosolischen Proteins BID *(BH3 interacting domain death agonist)* und nachfolgender Stimulation der Cytochrom-c-Freisetzung am Mitochondrium kann die Apoptose eingeleitet werden.[148] Wir haben unsere Zellen mit HyEc behandelt, einem potenten Osmolyt, das in der Lage ist zellulären Stress zu reduzieren und möglicherweise antioxidative Effekte aufweist.[108,149] HyEc allein führte in keiner der getesteten Konzentrationen zur

Änderung der Proliferation von ASCs und Kerationozyten. Diese Ergebnisse waren nicht unerwartet, da für HyEc in den verwendeten Konzentrationen bislang keine negativen Effekte auf humane Zellen beschrieben wurden. Die ASC-Migration wurde durch HyEc in allen drei applizierten Konzentrationen gehemmt, während die Migrationsrate der Keratinozyten durch 1 mM HyEc signifikant erhöht wurde. Diese Erkenntnisse sind neu und lassen sich mit dem aktuellen Stand der Literatur nicht erklären. Die durch CWF reduzierte Zellfunktion von ASCs und Keratinozyten verbesserte sich nicht durch Addition von HyEc. Im Gegenteil, der chemotaktische Effekt von CWF auf die ASCs wurde durch HyEc in 1 mM Konzentration signifikant gemindert. Diese Ergebnisse implizieren, dass die durch CWF induzierte zelluläre Schädigung oder Dysfunktion nicht primär auf osmotischen oder anderen zellulären Stress zurückzuführen ist. Ein Nachteil bei unserer Studie war, dass weder der osmotische Druck noch der pH-Wert oder die Konzentration von ROS zur Quantifizierung der exogenen Stressoren in den Wundflüssigkeiten gemessen wurde. Es gibt wenige Analysen von Wundsekret in Hinblick auf ihren pH-Wert oder die Osmolarität. Sowohl AWF als auch CWF scheinen aber isoton zu sein und haben somit die gleiche Osmolarität wie humanes Plasma.[116,150] Der pH-Wert in chronischen Wunden ist individuell unterschiedlich, verändert sich über die Zeit und ist vermutlich abhängig von der verwendeten Wundauflage.[151] Obwohl bekannt ist, dass der pH-Wert einen wichtigen Einfluss auf zelluläre und subzelluläre Funktionen, Enzymaktivität, Genexpression, bakterielle Kolonisation und die Hautbarrierefunktion nimmt, bleibt die exakte Rolle des pH-Wertes in akuten und chronischen Wunden unklar.[152] Es fehlen bislang wissenschaftliche Studien, die die Bedeutung des pH-Wertes in der Wundheilung systematisch analysieren.

Bei der Genexpressionsanalyse wurde HyEc nur in 1 mM Konzentration verwendet. HyEc allein führte nach 12 Stunden zur Induktion von VEGF und MMP-2 bei den ASCs und nach 6 Stunden zur Induktion von b-FGF bei den Keratinozyten. Die erhöhte b-FGF-, VEGF- und MMP-2-Expression bei ASCs unter dem Einfluss von CWF wurde mit HyEc zum Teil noch deutlich gesteigert, während die Überexpression von MMP-9 durch HyEc gehemmt wurde. Im Gegensatz dazu hat HyEc bei den Keratinozyten die durch CWF massiv gesteigerte MMP-9-Expression noch weiter erhöht und zusammen mit AWF nach 2 Stunden VEGF und b-FGF und zusammen mit CWF nach 6 Stunden b-FGF induziert. Die Behandlung der untersuchten Zellen mit HyEc führte zu unspezifischen Veränderungen im Genexpressionsmuster ohne erkennbaren Zusammenhang. Es lässt sich jedoch feststellen, dass HyEc in einigen Fällen und fast ausschließlich bei den durch AWF oder CWF aktivierten Zellen zu einer Steigerung der Genexpression geführt hat. Dies könnte mit den stabilisierenden Eigenschaften von HyEc bei Proteinen und biologischen Makromolekülen, zu denen auch RNA zählt, erklärt werden.[153,154] Weitere Versuche sind notwendig, um die Effekte von HyEc auf den Zellstoffwechsel zu analysieren.

Im Rahmen der durchgeführten Studie wurde gezeigt, dass AWF und CWF die Zellfunktion und das Genexpressionsmuster von ASCs und Kerationozyten unterschiedlich beeinflussen. Während CWF einen negativen Effekt auf die Proliferation von ASCs und Keratinozyten zeigte und zu einer Migrationshemmung der Keratinozyten führte, wurden ASCs und Keratinozyten durch AWF stimuliert. AWF und CWF hatten unterschiedlichen Einfluss auf die Genexpression der verwendeten Zellen. HyEc hat die negativen Effekte von CWF nicht vermindert oder aufgehoben. Eine durch AWF oder CWF induzierte Expression von VEGF, MMP-2 und MMP-9 wurde von HyEc unspezifisch weiter gesteigert.

Die Ergebnisse geben einen Einblick in die Rolle von Keratinozyten und ASCs in der pathologischen Wundheilung. Die Arbeit unterstreicht die Komplexität der multifaktoriellen Prozesse auf zellulärer und molekularbiologischer Ebene.

6. Originalarbeiten

Die Ergebnisse der vorliegenden experimentellen Arbeit wurden in Form von drei Originalarbeiten international publiziert. Diese wurden thematisch nach dem im Fokus stehenden Zelltyp bzw. nach der zu testenden Substanz (HyEc) folgendermaßen gegliedert:

1. Keratinozyten im *in-vitro-Wundmodell*: Einfluss von AWF bzw. CWF auf die Zellfunktion und das Genexpressionsmuster.

   Thamm OC, Koenen P, Wutzler S, Bader N, Schneider A, Neugebauer EA, Spanholtz TA: Acute and chronic wound fluids influence keratinocyte function differently. Int Wound J 2013 Mar 21. Doi: 10.1111/iwj.12069.

2. ASCs im *in-vitro-Wundmodell*: Einfluss von AWF bzw. CWF auf die Zellfunktion und das Genexpressionsmuster.

   Koenen P, Spanholtz TA, Maegele M, Stürmer E, Spilker G, Neugebauer EAM, **Thamm OC**: Acute and chronic wound fluids inversely influence adipose-derived stem cell function: molecular insights into impaired wound healing. Int Wound J 2013 Mar 13. Doi: 10.1111/iwj.12039.

3. ASCs und Keratinozyten in der chronischen Wunde *in-vitro*: Einfluss von HyEc auf die Zellfunktion und das Genexpressionsmuster

   Thamm OC, Theodorou P, Stuermer E, Zinser M, Neugebauer EA, Fuchs PC, Koenen P: Adipose derived stem cells and keratinocytes in a chronic wound cell culture model: The role of hydroxyectoine. Int Wound J. 2013 Jul 11. Doi: 10.1111/iwj.12120.

7. Ausblick

7.1 Translationale Forschung

Die Translation von Erkenntnissen aus der Grundlagenforschung in die Klinik ist wesentlicher Bestandteil der Wissenschaft an der Universität Witten/Herdecke. Basierend auf den Ergebnissen der hier präsentierten experimentellen Arbeit wurde eine klinische Studie entwickelt, die Effekte von ASCs im Fettgewebe auf die Heilung chronischer Wunden evaluiert. Ursprünglich bestand die Idee einer 3-armigen, randomisierten Interventionsstudie, bei der die Transplantation von Fettgewebe mit der Transplantation ausschließlich von ASCs neben einer Kontrollgruppe verglichen werden sollten. Da die Isolation von ASCs aus Fettgewebe mit einer Änderung der stofflichen Beschaffenheit des zu transplantierenden Gewebes einhergeht, wird die Zellsuspension aus ASCs nach § 4 Absatz 9 des *Arzneimittelgesetzes* (AMG) als Arzneimittel für neuartige Therapien deklariert und kann somit nur im Rahmen einer Arzneimittelstudie getestet werden. Wegen des großen personellen und finanziellen Aufwandes bei AMG-Studien musste die Idee zunächst zurückgestellt und eine 2-armige Studie konzipiert werden. Bei der Transplantation von Fettgewebe findet das AMG nach § 4a Absatz 3 keine Anwendung, da es bei dem Vorgang nicht zu einer Änderung der stofflichen Beschaffenheit des Gewebes kommt. Die „Studie zur Verbesserung der Wundheilung chronischer Unterschenkelulcera durch autologe Transplantation von Fettgewebe" mit dem Kurztitel „Lipofilling-Studie" wurde nach Zustimmung der zuständigen Ethik-Kommission im Mai 2010 initiiert. Das Forschungsprojekt wird von der *Familie-Ernst-Wendt-Stiftung* finanziell unterstützt.

7.2 Lipofilling-Studie

7.2.1 Wissenschaftlicher Hintergrund

Die Inzidenz chronischer Wunden nimmt mit steigendem Alter und Morbidität der Patienten in entwickelten Ländern stetig zu. Bei hohem Leidensdruck und erheblicher Einschränkung der Lebensqualität erlangt die Therapie dieser komplexen Wunden einen besonderen Stellenwert in der Medizin. Die bisherigen Therapiekonzepte sind kostenintensiv und teilweise frustran, da sie häufig mit langen Krankenhausaufenthalten und einer hohen Resistenzrate behaftet sind. Häufig werden chronische Wunden vor allem im ambulanten Sektor über Monate bis Jahre konservativ mit verschiedenen Wundauflagen behandelt, ohne dass sich eine Heilungstendenz abzeichnet.

Eine Schlüsselrolle bei physiologischen Wundheilungsprozessen kommt Keratinozyten und Fibroblasten zu. Die Proliferation, Homeostase und Differenzierung von Keratinozyten ist im Wundheilungsprozess auf ein kompliziertes Zusammenspiel von Botenstoffen, Wundzellen und extrazellulärer Matrix zurückzuführen. Mesenchymale Signale für die Aktivierung der Zellen sind essentiell. In der gestörten Wundheilung sind diese Prozesse kompromittiert. Im Rahmen der experimentellen Forschung wurde in Zellkulturen und Tierversuchen bereits mehrfach nachgewiesen, dass ASCs einen positiven Einfluß auf die Wundheilung nehmen.[102,118,119,155]

Die Transplantation von autologem Fettgewebe ist eine bewährte Operationsmethode und kommt insbesondere in der Ästhetischen Chirurgie häufig zum Einsatz. Im Vordergrund stehen vor allem die Auffüllung von subkutanen Substanzdefekten und die Modellierung der Körperform, wie z. B. das Auffüllen von Lippen, Wangen und Brüsten oder die Korrektur von Hautfalten oder narbigen Einziehungen. Unterschiedliche Fallveröffentlichungen zeigten zusätzlich eine nachhaltige Verbesserung der Hauteigenschaften im Sinne verbesserter Elastizität, Spannung, Farbe und mechanischen Belastbarkeit der behandelten Regionen. Diese regenerativen Effekte auf Haut und Subkutangewebe wird auf die Präsenz mesenchymaler Stammzellen im transplantierten Fettgewebe zurückgeführt.[156] Verschiedene neuere retrospektive Analysen belegen einen positiven Effekt auf die Hautqualität durch Behandlung unterschiedlicher Läsionen mit Eigenfett.[157,158] Bislang existiert jedoch keine klinische Studie, die prospektiv randomisiert den Effekt des Fettgewebes auf die Wundheilung untersucht hat.

Im Rahmen der Lipofilling-Studie soll eine effektive, risikoarme, kostengünstige und für den Patienten komfortable Therapie chronischer Ulcera wissenschaftlich evaluiert werden. Die Operationsmethode ist minimal-invasiv. Es werden keine großen Wundflächen erzeugt und die Operationsdauer ist mit 45-60 Minuten kurz. Die Transplantation von körpereigenem Gewebe (autologe Transplantation) birgt keine Risiken einer Abstoßungsreaktion.

7.2.2 Studiendesign

Im Rahmen der Studie soll die Eigenfett-Transplantation als Therapieform zur Verbesserung der Wundheilung chronischer Unterschenkelulcera untersucht werden. Als Kontrollgruppe dienen Patienten, die eine konventionelle Therapieform zur Wundkonditionierung erhalten. Nach subläsionaler Injektion von autologem Fettgewebe wird der Effekt auf die Wundheilung durch Beurteilung des Heilungsprozesses evaluiert. Die klinisch gemessenen Daten sollen durch Wundbiopsien histologisch verifiziert werden.

Hypothese:
Die autologe Transplantation von Fettgewebe führt zu einer besseren Wundheilung als in der Kontrollgruppe.

Sekundäre Ziele sind vor allem die Implementierung einer für die Patienten schmerzarmen und schonenden, aber zugleich effektiven Behandlung chronischer Wunden. Zusätzlich kann eine Kosteneinsparung im Gesundheitswesen über die Reduzierung des Therapieaufwandes sowie eine Verkürzung der Therapiedauer und des stationären Krankenhausaufenthaltes erreicht werden. Durch Minimierung der Anzahl operativer Eingriffe und damit verbundener Narkosen sowie Verzichtbarkeit auf komplizierte und belastende Operationen, wie zum Beispiel den mikrochirurgischen freien Gewebetransfer (Lappenoperation), resultiert zusätzlich eine Minderung des Behandlungsrisikos und ein höherer Komfort für den Patienten. Des Weiteren ist eine Verlagerung der Wundbehandlung in den ambulanten Sektor gut denkbar.

Die randomisierte 2-armige klinische Studie ist offen, vergleichend und unizentrisch. Der Studienbeginn war am 01.05.2010, der Einschluss des letzten Patienten soll bis zum 01.08.2015 erfolgt sein.

In die Studie eingeschlossen werden alle Patienten, die älter als 18 Jahre alt sind und mindestens ein chronisches Unterschenkelulkus haben, das seit wenigstens 6 Wochen besteht. Details über Ein- und Ausschlußkriterien sind Tabelle 10 zu entnehmen. Die Ursache des Ulkus muss geklärt sein, und es darf keine interventionelle Möglichkeit (z. B. Katheterdilatation, Stentimplantation, gefäßchirurgische Rekonstruktionen, Krampfaderstripping) zur Verbesserung der Gewebeperfusion und damit der Heilungschancen bestehen.

Einschlusskriterien	Ausschlusskriterien
Patienten mit Ulcus cruris jeder Genese (venös, arteriell, gemischt arteriell-venös, diabetogen, kompressiv)	freiliegende Sehnen, Bänder oder Knochen, wenn maximaler Durchmesser > 2 mm
Alter des Ulkus > 6 Wochen	Schwangerschaft
Ulkusgröße >= 1 cm (minimaler Durchmesser)	Ulkusgröße > 10 cm
Ulkus / Wunde mit vollständiger Zerstörung der Epidermis (inklusive Basalmembran)	direkt vorausgegangene Vakuumverband-Therapie (< 2 Wochen)
Alter des Patienten > 18 Jahre	Möglichkeiten zur Behebung der Ulkusursache
Patienteneinwilligung	

Tabelle 10: Ein- und Ausschlusskriterien bei der „Lipofilling"-Studie

Eine primäre Verblindung ist nicht möglich, da sowohl Patient als auch Untersucher anhand der Operationsnarben, die bei der Liposuktion entstehen, feststellen können, ob sie der Patientengruppe angehören, die eine autologe Gewebe-Transplantation erhalten hat. Im Rahmen der Auswertung wird eine Verblindung bei der Bestimmung der Wundfläche stattfinden. Die gewonnenen Fotos der Wunden werden anonymisiert einer Person zugesandt, die nicht am Studienzentrum arbeitet und nicht an der Durchführung beteiligt ist. Diese Person wird dann die Auswertung der Wundflächen vornehmen.

7.2.3 Studienablauf

Nach Abschluss aller notwendigen Untersuchungen zur Klärung der Ulkusursache und Ausschluss konventioneller Interventionsmöglichkeiten zur Verbesserung der Gewebeperfusion wird geprüft, ob der Patient zum Einschluss in die Studie geeignet ist. Ist dies der Fall, so wird der Patient nach ausführlicher Aufklärung und Einholung der schriftlichen Einwilligung in die Teilnahme an der Studie randomisiert einer Patientengruppe zugeordnet. Die Randomisierung erfolgt verblindet durch Zuteilungsziffern in verschlossenen Briefumschlägen, die nicht von einem der Prüfärzte erstellt worden sind. Die Patienten werden entweder der Gruppe F (Fett-Transplantation) oder der Gruppe K (Kontrolle = nur Débridement) zugeteilt. Die Kontrollgruppe erhält die konventionelle Therapie, die sowohl vor einer Defektdeckung als auch bei konservativer Therapie mit Wundauflagen regelhaft durchgeführt wird. Dabei wird das Ulkus oberflächlich débridiert und anschließend eine spezielle Wundauflage auf die Wunde aufgebracht.

Die Basis-Daten werden im *Case Report Form* (CRF) dokumentiert. Am *Tag -1*, der dem Tag vor der Operation entspricht, wird das Ulkus erstmals vermessen.

Dabei werden der größte und der kleinste Durchmesser ermittelt und notiert. Es erfolgt eine standardisierte digitale Fotodokumentation. Das Foto wird im 90°-Winkel zum Hautniveau erstellt. Dabei wird stets ein selbsthaftendes Einweg-Zentimetermaß neben den Wundrand gelegt und mit abgelichtet (siehe *Standard Operation Procedure, SOP* Wundbeurteilung und Verbandwechsel). Es erfolgt ein oberflächlicher Wundabstrich, der zur mikrobiologischen Untersuchung versandt wird. Zusätzlich wird die subjektive Schmerzintensität am Ulkus anhand einer *Visuellen Analogskala* (VAS) ermittelt und im CRF dokumentiert.

Am *Tag 0* findet die Operation statt, die nach Ermessen des Anästhesisten unter Abwägung der Risikofaktoren in Absprache mit dem Patienten in Lokal-, Regional- oder Allgemeinanästhesie durchgeführt wird. Nach Einleitung der Narkose bzw. suffizienter Lokal- oder Regionalanästhesie wird bei Patienten der Gruppe F die Tumeszenzlösung zur späteren Liposuktion entsprechend SOP entweder am Bauch oder am Oberschenkel in das Fettgewebe injiziert. Dann erfolgt standardisiert die Entnahme einer Stanzbiopsie (2-mm-Stanze) 1 mm vom Wundrand des Ulkus entfernt, die in Formalin eingelegt zur histopathologischen Beurteilung aufbewahrt wird. Anschließend wird ein oberflächliches Wunddébridement mit dem scharfen Löffel durchgeführt. Es werden Prontosan-getränkte Kompressen bis zur Transplantation des Fettgewebes auf die Wunde aufgelegt. Bei Patienten der Kontrollgruppe wird direkt an das Débridement anschließend analog zur Implantation des Fettgewebes 0,9%ige Kochsalzlösung unter die Wunde gespritzt. Nach Sicherstellung einer Bluttrockenheit im Wundgebiet endet die Operation hier und die Wundauflage (Polyurethanschaum-Wundauflage, Biatain®) wird aufgebracht. Bei der Gruppe F erfolgt nach einer Einwirkzeit der Tumeszenzlösung von 20 min. die Liposuktion. Aus dem gewonnenen Lipoaspirat erhält man nach einem Waschvorgang (siehe SOP) das konzentrierte Fett-Transplantat. Eine Probe von 5 ml wird zur späteren Analyse ins Labor verschickt. Bei Patienten der Gruppe F findet dann die Implantation statt. Hierbei wird das Transplantat entsprechend SOP subläsional unter die Wunde appliziert. Anschließend wird die Wunde auf Bluttrockenheit überprüft. Ist dies der Fall, wird die Wundauflage aufgebracht, und die Operation ist beendet.

Im Labor wird später die Anzahl der mesenchymalen Stammzellen pro Gramm Fettgewebe ermittelt. Mit Hilfe einer Durchflußzytometrie (FACS, *fluorescence activated cell sorting*) werden die wichtigsten spezifischen Oberflächenmarker mesenchymaler Stammzellen (CD73+, CD90+, CD105+, CD45-), die die Minimalkriterien der „International Society for Cellular Therapy"[83] erfüllen, nachgewiesen und quantifiziert.

Am *Tag 3* wird die Wundauflage gewechselt. Nach Spülung und vorsichtiger oberflächlicher Reinigung mit einer Kompresse wird die Wunde vermessen, der Reepithelialisierungsgrad bestimmt und eine Fotodokumentation durchgeführt sowie die Schmerzintensität an Ulkus und Entnahmestelle mittels VAS ermittelt und dokumentiert.

Am *Tag 7* erfolgt ein Wundabstrich, der zur mikrobiologischen Beurteilung eingesandt wird. Nach Spülung und vorsichtiger oberflächlicher Reinigung mit einer Kompresse wird die Wunde vermessen, der Reepithelialisierungsgrad bestimmt und eine Fotodokumentation durchgeführt sowie die Schmerzintensität an Ulkus und Entnahmestelle mittels VAS ermittelt und dokumentiert. Anschließend wird eine neue Wundauflage aufgebracht.

Am *Tag 14* wird die Wunde und die Schmerzintensität beurteilt sowie die Wundauflage gewechselt. Zusätzlich erfolgt ein Wundabstrich.

Am *Tag 21* wird ein Wundabstrich entnommen. Es erfolgt eine Beurteilung durch Vermessen der Wunde und Bestimmung des Reepithelialisierungsgrades sowie eine Fotodokumentation. Die Schmerzintensität an Ulkus und Entnahmestelle wird mittels VAS ermittelt und dokumentiert.

Nach *2 Monaten* wird der Patient zum Follow-up einbestellt und eine Stanzbiopsie entnommen. Dann wird eine abschließende Beurteilung durch Vermessen einer möglicherweise noch bestehenden Rest-Wunde, die Bestimmung des Reepithelialisierungsgrades und eine Fotodokumentation durchgeführt. Die Schmerzintensität am Ulkus wird mittels VAS ermittelt und dokumentiert. Anschließend wird entschieden, ob (falls noch vorhanden) die Rest-Wunde ggf. zusätzlich einer plastischen Deckung z. B. durch Hauttransplantation zugeführt werden muss oder ob ein weiteres Lipofilling indiziert ist.

7.2.4 Statistik

Bei der Studie soll die Überlegenheit des oben beschriebenen Therapieverfahrens nachgewiesen werden. Neben der Kontrollgruppe (K) wird der Therapiearm (Gruppe F) randomisiert zugeteilt. Der primäre konfirmatorische Vergleich wird zum 5%-Niveau folgendermaßen durchgeführt: K vs. F

Zum Vergleich der beiden Gruppen wird jeweils die relative Veränderung der Wundgrößen herangezogen; es wird der t-Test angewendet. Die sekundären Zielvariablen werden explorativ ausgewertet.

Alle Analysen werden an zwei Studienpopulationen durchgeführt: Der primäre Auswertungsdatensatz ist die *Intention-to-Treat-Population*. Dieser Datensatz enthält alle Patienten, die in die Studie aufgenommen und randomisiert wurden. Die Auswertung erfolgt entsprechend der zugeteilten Therapie (so wie randomisiert). Bei Fällen mit nur teilweise vollständigen Follow-up wird die Methode des LOCF angewendet. Dies gilt auch für Fälle ohne Follow-up.

Die Beschreibung des Patientenkollektivs hinsichtlich der demographischen Daten sowie der Baseline-Werte aller untersuchten Parameter erfolgt sowohl für die Gesamtgruppe als auch für die Behandlungsgruppen getrennt.

Als primäre Zielvariable dient die Reduktion der Ulkusgröße (Fläche in cm^2) von präoperativ bis 2 Monate postoperativ. Die Fläche wird verblindet ausgemessen. Pro Patient wird neben der Fläche auch die relative Veränderung von präoperativ zu postoperativ in Prozent ermittelt. Die sekundären Zielvariablen sind Tabelle 11 zu entnehmen.

Reepithelialisierungsgrad (gemessen in 25%-Schritten von 0% bis 100%)
Dicke der Epidermis (Durchmesser in μm im histologischen Schnittpräparat d. Wundbiopsie)
Dichte von Kollagenfasern (Menge pro Sichtfeld im histologischen Präparat)
Anzahl von mesenchymalen Stammzellen pro Gramm Fett
Reduktion der Wundfläche nach 7, 14 und 21 Tagen
Schmerzintensität am Ulkus und an der Fettentnahmestelle vor und nach der Intervention
Bakterielle Besiedelung der Wunden im Verlauf

Tabelle 11: Sekundäre Zielvariablen

Ermittlung der Fallzahl: Ein Unterschied von 1 Stabw lässt sich unter Standardannahme (α-Fehler 0,05; Power 80%) mit 2 x 17 Fällen statistisch absichern (t-Test).

7.2.5 Zwischenergebnisse

Zum Zeitpunkt der Fertigstellung der Habilitationsschrift waren bereits 16 Patienten in die Studie inkludiert. Ein Patient musste nachträglich von der Analyse ausgeschlossen werden, da zu den ersten drei Messzeitpunkten die Wunde nicht standardisiert mittels Zentimetermaß fotografiert wurde und somit nachfolgende

Flächenanalysen nicht in Relation zum Ausgangsbefund gesetzt werden konnten. Bei 12 Patienten war der Beobachtungszeitraum abgeschlossen und es konnte eine Analyse der Ergebnisse erfolgen. Von den 12 Patienten waren 8 der Fett- und 4 der Kontrollgruppe randomisiert zugewiesen worden. Bei zwei Patienten in der Fett-Gruppe (Patient 06 und Patient 07) ist es nach zwei Monaten zu keiner Reduktion der Wundfläche gekommen. Sie sind damit als non-responder einzustufen (siehe Tabelle 12).

Pat.-Nr.	Gruppe	Tag -1	Tag 0	Tag 3	Tag 7	Tag 14	Tag 21	Tag 60
01	F	100	105	102	93	114	79	34
02	F	100	106	51	65	51		0
03	F	100	143					
05	K	100	120	105	83	88	115	120
06	F	100	101	94	78	103	81	99
07	F	100	115	125	115		113	118
08	F	100	104	0	139	125	44	31
09	K	100	100	65	46			10
11	F	100	198	157	119	65		31
12	K	100	156	116		93	135	37
13	F	100	126	83	137	56	92	27
14	K	100	141	203	145	146	133	106
MW	F	100	125	88	106	86	82	48
Stabw	F	0	33	51	29	32	25	43
MW	K	100	129	122	91	109	128	68
Stabw	K	0	24	58	50	32	11	53

Tabelle 12: Wundfläche in Prozent (%) der Ausgangsfläche aller Patienten im zeitlichen Verlauf. F bezeichnet Patienten in der Fett-Gruppe, K bezeichnet Patienten in der Kontrollgruppe. Angegeben sind die Mittelwerte (MW) und Standardabweichungen (Stabw)

In beiden Gruppen sind die Standardabweichungen sehr groß, was auf die Ausreißer in der jeweiligen Gruppe und die noch zu geringe Patientenzahl insbesondere in der Kontrollgruppe zurückzuführen ist. Insgesamt scheint sich jedoch die Wundfläche in der Fettgruppe schneller zu reduzieren als in der Kontrollgruppe. In Abbildung 11 ist die Reduktion der Wundfläche graphisch dargestellt. Bei den hier präsentierten Ergebnissen handelt es sich um eine Zwischenanalyse. Zum Beweis der Hypothesen müssen noch deutlich mehr Patienten in die Studie inkludiert werden.

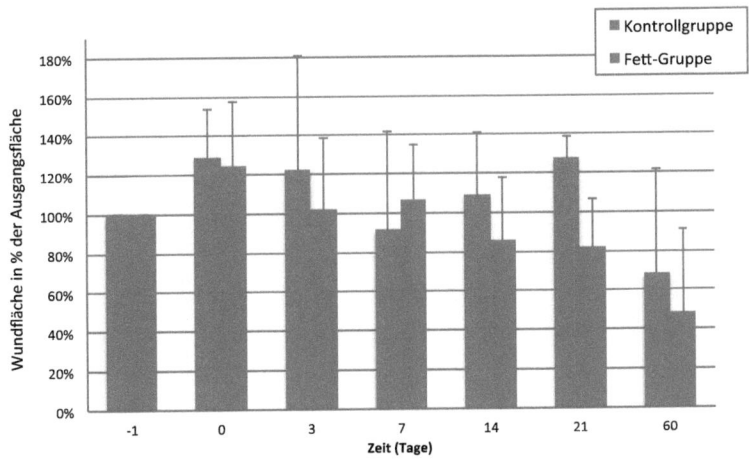

Abbildung 11: Änderung der Wundfläche im zeitlichen Verlauf nach operativer Intervention. Neben einem Debridement erhielt die Fett-Gruppe (blaue Balken) ein subläsionales Lipofilling und die Kontrollgruppe (grüne Balken) eine Infiltration mit NaCl 0,9%. Dargestellt sind die Mittelwerte plus Standardabweichungen.

7.3 Laufende experimentelle Projekte

Als Fortführung der hier besprochenen experimentellen Arbeit wurde das sog. „CoCulture-Projekt" entwickelt, für das eine Forschungsförderung von der UW/H bereitgestellt wurde. Die Versuche sind bereits weitestgehend abgeschlossen, und es wird mit der Datenanalyse begonnen. Ein weiteres Projekt im Kontext der vorliegenden Habilitationsarbeit beschäftigt sich mit der Rolle von Leptin in der Wundheilung. Beide Projekte werden im Folgenden kurz vorgestellt.

7.3.1 CoCulture-Projekt

Ziel des Projektes ist, die parakrine Wirkung von ASCs auf Keratinozyten und ihr Differenzierungsverhalten unter dem Einfluss von AWF und CWF in Kokulturen zu untersuchen.

In den bisher durchgeführten Projekten wurden Monokulturen von Keratinozyten und ASCs verwendet und der Einfluss von AWF und CWF auf die Zellfunktion untersucht *(in-vitro-Wundmodell)*. Im CoCulture-Projekt werden ASCs und Keratinozyten in Kokulturen unter dem Einfluss von AWF und CWF analysiert. In einer *indirekten Kokultur* werden parakrine Effekte von ASCs auf Proliferation und Migration der Keratinozyten untersucht. In einer *direkten Kokultur* wird das

Differenzierungsverhalten von ASCs im Hinblick auf keratinozytentypische Merkmale analysiert. Um eine differenziertere Aussage über die stimulativen und degradierenden Faktoren im Zusammenspiel beider Zellen im *in-vitro-Wundmodell* treffen zu können, sollen die Zielproteine (KGF, FGF-2, VEGF, MMP-2, MMP-9) im Mediumüberstand der *direkten Kokultur* quantitativ mittels ELISA gemessen werden.

7.3.2 Leptin in der chronischen Wunde

Leptin ist ein Proteohormon, das in Adipozyten synthetisiert wird. Es scheint über autokrine und parakrine Regulation Einfluss auf die physiologische Wundheilung zu nehmen.[159] Leptin wirkt als angiogenetischer Faktor mit direkten Effekten auf Endothelzellen. Eine Blockade lokal freigesetzten Leptins hat zu einer Beeinträchtigung der Wundheilung geführt. Ziel dieses Projektes ist es, die Rolle von Leptin in chronischen Wunden genauer zu betrachten. Dabei soll zunächst geprüft werden, ob und in welcher Konzentration Leptin im Sekret akuter und chronischer Wunden sezerniert wird. Begleitend können Unterschiede in der Leptinsekretion zwischen schlanken und adipösen Donoren (BMI <25 kg/m^2 vs. BMI > 35 kg/m^2) aufgezeigt werden, um eventuell einen möglichen metabolischen Einfluss auf die Wundheilung zu bewerten. Weiterhin soll ein etwaiger modulierender Effekt von Leptin auf das Proliferations- und Migrationsverhalten von ASCs und Keratinozyten unter dem Einfluss von Sekret aus akuten und chronischen Wunden analysiert werden.

7.4 Geplante Projekte

Die Komplexität der Wundheilung und ihre pathologischen Veränderungen bei chronischen Wunden und stammzellbasierte Therapieverfahren bieten ein breites Spektrum für wissenschaftliche Analysen. So soll auch in Zukunft der Schwerpunkt „Stammzelltherapie chronischer Wunden" weiter an der UW/H verankert und ausgebaut werden. Mit der geplanten Erweiterung des *in-vitro-Wundmodells* soll sich wieder ein Stück der Realität genähert und die Simulation der Wunde im Labor optimiert werden. Im Rahmen der Translation in die klinische Patientenversorgung ist mittelfristig nach Abschluss der „Lipofilling"-Studie und bei entsprechend positiven Ergebnissen eine AMG-Studie zur therapeutischen Stammzelltransplantation *in-vivo* geplant.

7.4.1 Etablierung eines „erweiterten in-vitro-Wundmodells"

Bisher haben wir aufgrund der einfachen Handhabung für unsere Versuche HaCaT-Keratinozyten verwendet. Sie werden aufgrund der einfachen Handhabung und ihrer Unempfindlichkeit in der Zellkultur regelhaft im Rahmen der experimentellen Forschung eingesetzt. Neben Keratinozyten haben Fibroblasten einen ebenso wichtigen Anteil an den Wundheilungsprozessen und beeinflussen sich gegenseitig. Um die Realität pathophysiologischer Mechanismen bei der Wundheilung an menschlicher Haut in der Zellkultur noch besser darstellen zu können, sollen im Rahmen des Projektes die bislang verwendeten HaCaT-Zellen durch primäre humane Keratinozyten (pKC) ersetzt und unser Wundmodell um humane dermale Fibroblasten (HDF) erweitert werden. Nach Etablierung des „erweiterten in-vitro-Wundmodells" soll zunächst der Einfluss von AWF und CWF auf die HDF/pKC-Kokultur und anschließend der parakrine Einfluss von ASC auf die Kokultur im „erweiterten in-vitro-Wundmodell" analysiert werden.

7.4.2 AMG-Studie zur therapeutischen Stammzelltransplantation

Mit der aktuell laufenden Lipofilling-Studie (siehe 7.2) soll gezeigt werden, dass eine subläsionale Eigenfett-Transplantation zur Verbesserung der Wundheilung führt. Für die regenerativen Effekte des Fettgewebes werden die darin enthaltenen ASCs verantwortlich gemacht.[109] Um diese Hypothese zu beweisen, soll als Folgeprojekt eine 3-armige, prospektiv-randomisierte AMG-Studie durchgeführt werden. Dabei soll die therapeutische Transplantation von ASCs zur Verbesserung der Heilung chronischer Wunden im Vergleich mit dem subläsionalen Lipofilling kontrolliert evaluiert werden. Für die automatisierte Isolation von Stammzellen soll das CE-zertifizierte Celution® System[160] (Cytori Therapeutics, San Diego, CA, USA) verwendet werden. Hierfür wird eine Kooperation mit der Firma Cytori angestrebt. Voraussetzung für die Durchführung der Studie ist der erfolgreiche Abschluss der „Lipofilling"-Studie mit dem Ergebnis einer signifikant verbesserten Wundheilung in der Fett-Gruppe. Aufgrund des hohen personellen und finanziellen Aufwandes einer solchen AMG-Studie muss ein Drittmittelantrag gestellt werden. Vorgesehen hierfür ist eine Förderung der Deutschen Forschungsgemeinschaft (DFG) oder des Bundesministeriums für Bildung und Forschung (BMBF).

8. Zusammenfassung

Die Behandlung chronischer Wunden nimmt aufgrund steigender Inzidenz bei stetig alternder Gesellschaft einen zunehmend wichtigen Stellenwert im Gesundheitswesen ein. Die gestörte Heilung bei chronischen Wunden ist Folge komplexer pathologischer Veränderungen der Geweberegeneration. Adipogene Stammzellen haben regenerative Eigenschaften und scheinen eine vielversprechende Ressource zur Therapie chronischer Wunden zu sein. Im Rahmen der vorliegenden Arbeit wurde ein *in-vitro-Wundmodell* etabliert, mit dem der Einfluss von Sekret aus akuten und chronischen Wunden auf ASCs und Keratinozyten im Hinblick auf ihre Zellfunktion und das Genexpressionsmuster analysiert wurde. Weiterhin wurde der Effekt von HyEc, einem zellstabilisierenden Osmolyt, auf ASCs und Keratinozyten in den beiden unterschiedlichen Wundmilieus untersucht.

Das *in-vitro-Wundmodell* wurde erfolgreich etabliert und angewendet. AWF und CWF haben die untersuchten Zellen in verschiedener Weise beeinflusst. CWF führte zu einer Hemmung der Proliferation von ASCs und Keratinozyten, während AWF die Zellproliferation gesteigert hat. Die Migration der ASCs wurde durch AWF und CWF stimuliert, wobei der Effekt von AWF signifikant größer war. Durch CWF wurde die Keratinozytenmigration reduziert. HyEc alleine hatte keinen Einfluss auf die Proliferation der verwendeten Zellen. Die Migration der ASCs wurde gehemmt, während die der Keratinozyten verbessert wurde. Die negativen Effekte des CWFs auf ASCs und Keratinozyten wurden von HyEc nicht aufgehoben oder vermindert. Im Gegenteil, die gesteigerte ASC-Migration durch CWF wurde mit HyEc gehemmt. Im Rahmen der Genexpressionsanalyse mittels qRT-PCR zeigte sich sowohl durch AWF als auch CWF eine Induktion von b-FGF und VEGF bei ASCs und Keratinozyten, wobei die Expression bei Keratinozyten später erfolgte und geringer ausfiel und die Induktion durch CWF stärker als durch AWF war. Die MMP-9-Expression wurde vor allem durch CWF deutlich induziert. Bei den Keratinozyten fiel die Expression deutlich stärker aus als bei den ASCs. MMP-2 wurde bei den ASCs durch CWF induziert. HyEc alleine führte weder bei ASCs noch bei Keratinozyten zu einer Veränderung des Genexpressionsmusters. Die induzierte Genexpression unter dem Einfluss von AWF oder CWF wurde unspezifisch zu verschiedenen Zeitpunkten bei VEGF, MMP-2 und MMP-9 durch HyEc weiter gesteigert.

In der vorliegenden Arbeit wird gezeigt, dass CWF negativen Einfluss auf die Funktion von Keratinozyten hat, während AWF stimulierend sowohl auf ASCs als auch auf Keratinozyten wirkt. Diese Erkenntnisse sind teilweise aus der Literatur bekannt, wurden jedoch bisher nicht im direkten Vergleich untersucht. CWF hat verglichen mit AWF eine massiv erhöhte Konzentration an den degradierenden Proteasen MMP-2 und MMP-9 und vermutlich eine verminderte Konzentration an Wachstumsfaktoren. MMP-9 hat die Eigenschaft neben Proteinen der ECM auch Wachstumsfaktoren, wie z. B. EGF oder b-FGF, zu degradieren und könnte somit zur Reduktion der Zell-Proliferation geführt haben. Auch eine direkte Ras-vermittelte Hemmung der Proliferation durch CWF wird diskutiert. Voraussetzung für eine ungestörte Keratinozytenmigration ist die Interaktion mit Fibronectin. Eine überschüssige Proteolyse des ECM-Proteins durch CWF würde die reduzierte Migrationsfähigkeit der Keratinozyten erklären. Weiterhin spielt die bakterielle Kontamination von chronischen Wunden eine wichtige Rolle. LPS und auch direkt von Bakterien sezernierte Toxine können die Zell-Viabilität und Migration einschränken. Das Homing von Stammzellen aus ihren Nischen zur Verletzten Körperregion erfolgt über Chemokine wie CXCL12 und seine Rezeptoren. ASCs exprimieren einige dieser Chemokinrezeptoren. Die reduzierte chemotaktische Wirkung von CWF verglichen mit AWF kann ebenfalls mit einer vermehrten Degradierung von Chemokinen durch CWF erklärt werden. B-FGF und VEGF wurden durch CWF stärker induziert als durch AWF. Eine mangelnde Expression angiogenetischer Faktoren scheint also nicht ursächlich für die gestörten Heilungsprozesse bei chronischen Wunden zu sein. Die MMP-9-Expression wurde durch CWF massiv gesteigert und könnte auf hohe Spiegel an proinflammatorischen Zytokinen im CWF zurückgeführt werden. MMP-2 nimmt vor allem positiven Einfluss auf die Angiogenese und wurde nur durch AWF stimuliert. HyEc war nicht in der Lage, die verwendeten Zellen vor negativen Einflüssen von CWF zu schützen. Es führte bei durch AWF oder CWF aktivierten Zellen partiell zu einer weiteren Steigerung der Genexpression und könnte mit seinen proteinstabilisierenden Eigenschaften erklärt werden.

Die im Rahmen der Studie gewonnenen Ergebnisse geben einen Einblick in die eingeschränkte Funktion von ASCs und Keratinozyten bei chronischen Wunden und liefern Erklärungsansätze für die prolongierten und pathologischen Heilungsverläufe.

9. Literaturverzeichnis

1. Holbrook K. Ultrastructure of the epidermis. In: Leigh IM, Lane EB, Watt F, editors The keratinocyte handbook Cambridge University Press 1994:3-39.

2. Fuchs E. Epidermal differentiation: the bare essentials. J Cell Biol 1990;111:2807-14.

3. Garcia-Fernandez B, Campos I, Geiger J, Santos AC, Jacinto A. Epithelial resealing. Int J Dev Biol 2009;53:1549-56.

4. Nguyen D, Orgill D, Murphy G. Chapter 4: The Pathophysiologic Basis for Wound Healing and Cutaneous Regeneration. In: Biomaterials For Treating Skin Loss Woodhead Publishing (UK/Europe) & CRC Press (US), Cambridge/Boca Raton 2009:25-57.

5. Koh TJ, DiPietro LA. Inflammation and wound healing: the role of the macrophage. Expert Rev Mol Med 2011;13:e23.

6. Rodriguez D, Morrison CJ, Overall CM. Matrix metalloproteinases: what do they not do? New substrates and biological roles identified by murine models and proteomics. Biochim Biophys Acta 2010;1803:39-54.

7. Bao P, Kodra A, Tomic-Canic M, Golinko MS, Ehrlich HP, Brem H. The role of vascular endothelial growth factor in wound healing. J Surg Res 2009;153:347-58.

8. Ko J, Jun H, Chung H, et al. Comparison of EGF with VEGF non-viral gene therapy for cutaneous wound healing of streptozotocin diabetic mice. Diabetes Metab J 2011;35:226-35.

9. Ortega S, Ittmann M, Tsang SH, Ehrlich M, Basilico C. Neuronal defects and delayed wound healing in mice lacking fibroblast growth factor 2. Proc Natl Acad Sci U S A 1998;95:5672-7.

10. Holzbach T, Neshkova I, Vlaskou D, et al. Searching for the right timing of surgical delay: angiogenesis, vascular endothelial growth factor and perfusion changes in a skin-flap model. J Plast Reconstr Aesthet Surg 2009;62:1534-42.

11. Kaikai S, Yuchen S, Lili J, Zhengtao W. Critical role of c-Jun N-terminal kinase in regulating bFGF-induced angiogenesis in vitro. J Biochem 2011;150:189-97.

12. Peplow PV, Chatterjee MP. A review of the influence of growth factors and cytokines in in vitro human keratinocyte migration. Cytokine 2013;62:1-21.

13. Bartkova J, Gron B, Dabelsteen E, Bartek J. Cell-cycle regulatory proteins in human wound healing. Arch Oral Biol 2003;48:125-32.

14. Lorenz H, Longaker M. Wounds: biology, pathology and management. In Surgery, Second Edition Basic Science and Clinical Evidence Second edition Springer New York 2003:12.

15. Santoro MM, Gaudino G. Cellular and molecular facets of keratinocyte reepithelization during wound healing. Exp Cell Res 2005;304:274-86.

16. Bond JS, Duncan JA, Sattar A, et al. Maturation of the human scar: an observational study. Plast Reconstr Surg 2008;121:1650-8.

17. Greenhalgh DG. The role of apoptosis in wound healing. Int J Biochem Cell Biol 1998;30:1019-30.

18. Nathan DM, Davidson MB, DeFronzo RA, et al. Impaired fasting glucose and impaired glucose tolerance: implications for care. Diabetes Care 2007;30:753-9.

19. Nwomeh BC, Yager DR, Cohen IK. Physiology of the chronic wound. Clin Plast Surg 1998;25:341-56.

20. Yeoh-Ellerton S, Stacey MC. Iron and 8-isoprostane levels in acute and chronic wounds. J Invest Dermatol 2003;121:918-25.

21. Lan CC, Wu CS, Kuo HY, Huang SM, Chen GS. Hyperglycaemic conditions hamper keratinocyte locomotion via sequential inhibition of distinct pathways: new insights on poor wound closure in patients with diabetes. Br J Dermatol 2009;160:1206-14.

22. Lee CK, Hansen SL. Management of acute wounds. Surg Clin North Am 2009;89:659-76.

23. Knighton DR, Ciresi KF, Fiegel VD, Austin LL, Butler EL. Classification and treatment of chronic nonhealing wounds. Successful treatment with autologous platelet-derived wound healing factors (PDWHF). Ann Surg 1986;204:322-30.

24. Mostow EN. Diagnosis and classification of chronic wounds. Clin Dermatol 1994;12:3-9.

25. Mustoe TA, O'Shaughnessy K, Kloeters O. Chronic wound pathogenesis and current treatment strategies: a unifying hypothesis. Plast Reconstr Surg 2006;117:35-41.

26. Leitlinien der Deutschen Gesellschaft für Wundheilung und Wundbehandlung e.V. Lokaltherapie chronischer Wunden bei Patienten mit den Risiken periphere arterielle Verschlusskrankheit, Diabetes mellitus, chronische venöse Insuffizienz. S3-LL. AWMF online 2012. www.awmf.org/uploads/tx_s zleitlinien/091-0011_S3_Lokaltherapie_chronischer_Wunden_2012-06.pdf

27. Schultz GS, Barillo DJ, Mozingo DW, Chin GA. Wound bed preparation and a brief history of TIME. Int Wound J 2004;1:19-32.

28. Werdin F, Tennenhaus M, Schaller HE, Rennekampff HO. Evidence-based management strategies for treatment of chronic wounds. Eplasty 2009;9:e19.

29. Marston WA, Davies SW, Armstrong B, et al. Natural history of limbs with arterial insufficiency and chronic ulceration treated without revascularization. J Vasc Surg 2006;44:108-14.

30. Schultz GS, Sibbald RG, Falanga V, et al. Wound bed preparation: a systematic approach to wound management. Wound Repair Regen 2003;11 Suppl 1:S1-28.

31. Yager DR, Nwomeh BC. The proteolytic environment of chronic wounds. Wound Repair Regen 1999;7:433-41.

32. Mast BA, Schultz GS. Interactions of cytokines, growth factors, and proteases in acute and chronic wounds. Wound Repair Regen 1996;4:411-20.

33. Fernandez ML, Broadbent JA, Shooter GK, Malda J, Upton Z. Development of an enhanced proteomic method to detect prognostic and diagnostic markers of healing in chronic wound fluid. Br J Dermatol 2008;158:281-90.

34. Pilcher BK, Wang M, Qin XJ, Parks WC, Senior RM, Welgus HG. Role of matrix metalloproteinases and their inhibition in cutaneous wound healing and allergic contact hypersensitivity. Ann N Y Acad Sci 1999;878:12-24.

35. Chen SM, Ward SI, Olutoye OO, Diegelmann RF, Kelman Cohen I. Ability of chronic wound fluids to degrade peptide growth factors is associated with increased levels of elastase activity and diminished levels of proteinase inhibitors. Wound Repair Regen 1997;5:23-32.

36. Wysocki AB, Staiano-Coico L, Grinnell F. Wound fluid from chronic leg ulcers contains elevated levels of metalloproteinases MMP-2 and MMP-9. J Invest Dermatol 1993;101:64-8.

37. Yager DR, Zhang LY, Liang HX, Diegelmann RF, Cohen IK. Wound fluids from human pressure ulcers contain elevated matrix metalloproteinase levels and activity compared to surgical wound fluids. J Invest Dermatol 1996;107:743-8.

38. Trengove NJ, Stacey MC, MacAuley S, et al. Analysis of the acute and chronic wound environments: the role of proteases and their inhibitors. Wound Repair Regen 1999;7:442-52.

39. Tarnuzzer RW, Schultz GS. Biochemical analysis of acute and chronic wound environments. Wound Repair Regen 1996;4:321-5.

40. Katz MH, Alvarez AF, Kirsner RS, Eaglstein WH, Falanga V. Human wound fluid from acute wounds stimulates fibroblast and endothelial cell growth. J Am Acad Dermatol 1991;25:1054-8.

41. Greenburg GB, Hunt TK. The proliferative response in vitro of vascular endothelial and smooth muscle cells exposed to wound fluids and macrophages. J Cell Physiol 1978;97:353-60.

42. Bucalo B, Eaglstein WH, Falanga V. Inhibition of cell proliferation by chronic wound fluid. Wound Repair Regen 1993;1:181-6.

43. Mendez MV, Raffetto JD, Phillips T, Menzoian JO, Park HY. The proliferative capacity of neonatal skin fibroblasts is reduced after exposure to venous ulcer wound fluid: A potential mechanism for senescence in venous ulcers. J Vasc Surg 1999;30:734-43.

44. Agren MS, Steenfos HH, Dabelsteen S, Hansen JB, Dabelsteen E. Proliferation and mitogenic response to PDGF-BB of fibroblasts isolated from chronic venous leg ulcers is ulcer-age dependent. J Invest Dermatol 1999;112:463-9.

45. Schafer M, Werner S. Oxidative stress in normal and impaired wound repair. Pharmacol Res 2008;58:165-71.

46. Senel O, Cetinkale O, Ozbay G, Ahcioglu F, Bulan R. Oxygen free radicals impair wound healing in ischemic rat skin. Ann Plast Surg 1997;39:516-23.

47. Pourzand C, Tyrrell RM. Apoptosis, the role of oxidative stress and the example of solar UV radiation. Photochem Photobiol 1999;70:380-90.

48. Harding K. Wound bed preparation. International Congress and Symposium Series 250, Royal Society of Medicine Press Limited, Oxford, UK 2001.

49. Winter GD. Formation of the scab and the rate of epithelization of superficial wounds in the skin of the young domestic pig. Nature 1962;193:293-4.

50. Eaglstein WH, Mertz PM, Falanga V. Occlusive dressings. Am Fam Physician 1987;35:211-6.

51. Ovington L. The art and science of wound dressings in the twenty-first century. In: Falabella AF, Kirsner RS, eds Wound Healing Boca Raton, Florida: Taylor & Francis Group 2005:1-7.

52. Jones V, Grey JE, Harding KG. Wound dressings. BMJ 2006;332:777-80.

53. Hanna JR, Giacopelli JA. A review of wound healing and wound dressing products. J Foot Ankle Surg 1997;36:2-14; discussion 79.

54. Falanga V. Occlusive wound dressings. Why, when, which? Arch Dermatol 1988;124:872-7.

55. Storm-Versloot MN, Vos CG, Ubbink DT, Vermeulen H. Topical silver for preventing wound infection. Cochrane Database Syst Rev 2010:CD006478.

56. Cullen B, Watt PW, Lundqvist C, et al. The role of oxidised regenerated cellulose/collagen in chronic wound repair and its potential mechanism of action. Int J Biochem Cell Biol 2002;34:1544-56.

57. Lobmann R, Zemlin C, Motzkau M, Reschke K, Lehnert H. Expression of matrix metalloproteinases and growth factors in diabetic foot wounds treated with a protease absorbent dressing. J Diabetes Complications 2006;20:329-35.

58. Smiell JM, Wieman TJ, Steed DL, Perry BH, Sampson AR, Schwab BH. Efficacy and safety of becaplermin (recombinant human platelet-derived growth factor-BB) in patients with nonhealing, lower extremity diabetic ulcers: a combined analysis of four randomized studies. Wound Repair Regen 1999;7:335-46.

59. Whitney J, Phillips L, Aslam R, et al. Guidelines for the treatment of pressure ulcers. Wound Repair Regen 2006;14:663-79.

60. Steed DL, Attinger C, Colaizzi T, et al. Guidelines for the treatment of diabetic ulcers. Wound Repair Regen 2006;14:680-92.

61. Gregor S, Maegele M, Sauerland S, Krahn JF, Peinemann F, Lange S. Negative pressure wound therapy: a vacuum of evidence? Arch Surg 2008;143:189-96.

62. Glass GE, Nanchahal J. The methodology of negative pressure wound therapy: separating fact from fiction. J Plast Reconstr Aesthet Surg 2012;65:989-1001.

63. Armstrong DG, Lavery LA. Negative pressure wound therapy after partial diabetic foot amputation: a multicentre, randomised controlled trial. Lancet 2005;366:1704-10.

64. Maegele M, Gregor S, Peinemann F, Sauerland S. Negative pressure therapy in diabetic foot wounds. Lancet 2006;367:725-6; author reply 6-7.

65. Williams DT. Negative pressure therapy in diabetic foot wounds. Lancet 2006;367:725; author reply 6-7.

66. Chantelau E. Negative pressure therapy in diabetic foot wounds. Lancet 2006;367:726; author reply 7.

67. Birke-Sorensen H, Malmsjo M, Rome P, et al. Evidence-based recommendations for negative pressure wound therapy: treatment variables (pressure levels, wound filler and contact layer)-steps towards an international consensus. J Plast Reconstr Aesthet Surg 2011;64 Suppl:S1-16.

68. Leffmann C, Anders J, Heinemann A, Leutenegger M, Pröfener F. Dekubitus, Gesundheitsberichterstattung des Bundes. vom Robert Koch Institut 2002;Heft 12:8-12.

69. BQS-Institut im Auftrag der EQS-Hamburg Landesgeschäftsstelle. Jahresauswertung 2012 Pflege: Dekubitusprophylaxe Hamburg. 2012:9.

70. Rabe E, Pannier-Fischer F, Bromen K, et al. Bonn Vein Study by the German Society of Phlebology: Epidemiological study to investigate the prevalence and severity of chronic venous disorders in the urban and rural residential populations. Phlebologie 2003;32:1-14.

71. Deutsche Gesellschaft für Angiologie - Gesellschaft für Gefäßmedizin e.V. (DGA). Diagnostik und Therapie der peripheren arteriellen Verschlusskrankheit (PAVK) S3-LL. AWMF online 2009. www.dga-gefaessmedizin.de/uploads/media/S3-LL_PAVK_27_4_09_def.pdf

72. Arbeitsgemeinschaft der Deutschen Ärztekammern (BÄK), Kassenärztliche Bundesvereinigung (KBV). Nationale Versorgungsleitlinie Typ-2-Diabetes. Präventions- und Behandlungsstrategien für Fußkomplikationen. AWMF online 2010. www.awmf.org/uploads/tx_szleitlinien/nvl-001gk_S3_Typ-2-Diabetes_Therapie_2013-09.pdf

73. Trautner C, Haastert B, Spraul M, Giani G, Berger M. Unchanged incidence of lower-limb amputations in a German City, 1990-1998. Diabetes Care 2001;24:855-9.

74. Trautner C, Haastert B, Mauckner P, Gatcke LM, Giani G. Reduced incidence of lower-limb amputations in the diabetic population of a German city, 1990-2005: results of the Leverkusen Amputation Reduction Study (LARS). Diabetes Care 2007;30:2633-7.

75. Pelka R. [The economic situation of chronic wounds]. Krankenpfl J 1997;35:338.

76. Horch RE, Nord D, Augustin M, Germann G, Leffler M, Dragu A. [Economic aspects of surgical wound therapies]. Chirurg 2008;79:518-25.

77. Sen CK, Gordillo GM, Roy S, et al. Human skin wounds: a major and snowballing threat to public health and the economy. Wound Repair Regen 2009;17:763-71.

78. Morrison SJ, Shah NM, Anderson DJ. Regulatory mechanisms in stem cell biology. Cell 1997;88:287-98.

79. Munsie MJ, Michalska AE, O'Brien CM, Trounson AO, Pera MF, Mountford PS. Isolation of pluripotent embryonic stem cells from reprogrammed adult mouse somatic cell nuclei. Curr Biol 2000;10:989-92.

80. Pillow RP, Epstein RB, Buckner CD, Giblett ER, Thomas ED. Treatment of bone-marrow failure by isogeneic marrow infusion. N Engl J Med 1966;275:94-7.

81. Hodgkinson T, Yuan XF, Bayat A. Adult stem cells in tissue engineering. Expert Rev Med Devices 2009;6:621-40.

82. Takahashi K, Tanabe K, Ohnuki M, et al. Induction of pluripotent stem cells from adult human fibroblasts by defined factors. Cell 2007;131:861-72.

83. Dominici M, Le Blanc K, Mueller I, et al. Minimal criteria for defining multipotent mesenchymal stromal cells. The International Society for Cellular Therapy position statement. Cytotherapy 2006;8:315-7.

84. Keating A. Mesenchymal stromal cells: new directions. Cell Stem Cell 2012;10:709-16.

85. Nakagami H, Morishita R, Maeda K, Kikuchi Y, Ogihara T, Kaneda Y. Adipose tissue-derived stromal cells as a novel option for regenerative cell therapy. J Atheroscler Thromb 2006;13:77-81.

86. Zuk PA, Zhu M, Mizuno H, et al. Multilineage cells from human adipose tissue: implications for cell-based therapies. Tissue Eng 2001;7:211-28.

87. Kitagawa Y, Kobori M, Toriyama K, Kamei Y, Torii S. History of Discovery of Human Adipose-Derived Stem Cells and Their Clinical Application. Japanese Journal of Plastic & Reconstructive Surgery 2006;49:1097-104.

88. Fraser JK, Wulur I, Alfonso Z, Hedrick MH. Fat tissue: an underappreciated source of stem cells for biotechnology. Trends Biotechnol 2006;24:150-4.

89. Kilroy GE, Foster SJ, Wu X, et al. Cytokine profile of human adipose-derived stem cells: expression of angiogenic, hematopoietic, and pro-inflammatory factors. J Cell Physiol 2007;212:702-9.

90. Lee SH, Jin SY, Song JS, Seo KK, Cho KH. Paracrine effects of adipose-derived stem cells on keratinocytes and dermal fibroblasts. Ann Dermatol 2012;24:136-43.

91. Moon KM, Park YH, Lee JS, et al. The effect of secretory factors of adipose-derived stem cells on human keratinocytes. Int J Mol Sci 2012;13:1239-57.

92. Bura A, Planat-Benard V, Bourin P, et al. Phase I trial: the use of autologous cultured adipose-derived stroma/stem cells to treat patients with non-revascularizable critical limb ischemia. Cytotherapy 2014;16:245-57.

93. Walter M, Liang S, Ghosh S, Hornsby PJ, Li R. Interleukin 6 secreted from adipose stromal cells promotes migration and invasion of breast cancer cells. Oncogene 2009;28:2745-55.

94. Ghosh S, Dean A, Walter M, et al. Cell density-dependent transcriptional activation of endocrine-related genes in human adipose tissue-derived stem cells. Exp Cell Res 2010;316:2087-98.

95. Coleman SR. Long-term survival of fat transplants: controlled demonstrations. Aesthetic Plast Surg 1995;19:421-5.

96. Petit JY, Rietjens M, Botteri E, et al. Evaluation of fat grafting safety in patients with intra epithelial neoplasia: a matched-cohort study. Ann Oncol 2013;24:1479-84.

97. Regolo L, Galli L, Petrolo G, et al. Short commentaries on data published by Petit et al. on locoregional risk after lipofilling in breast cancer patients. Breast 2013;22:96-7.

98. Tsuboi R, Shi CM, Rifkin DB, Ogawa H. A wound healing model using healing-impaired diabetic mice. J Dermatol 1992;19:673-5.

99. Wu Y, Chen L, Scott PG, Tredget EE. Mesenchymal stem cells enhance wound healing through differentiation and angiogenesis. Stem Cells 2007;25:2648-59.

100. Wan J, Xia L, Liang W, Liu Y, Cai Q. Transplantation of bone marrow-derived mesenchymal stem cells promotes delayed wound healing in diabetic rats. J Diabetes Res 2013;2013:647107.

101. Zografou A, Papadopoulos O, Tsigris C, et al. Autologous Transplantation of Adipose-Derived Stem Cells Enhances Skin Graft Survival and Wound Healing in Diabetic Rats. Ann Plast Surg 2013.

102. Huang SP, Hsu CC, Chang SC, et al. Adipose-derived stem cells seeded on acellular dermal matrix grafts enhance wound healing in a murine model of a full-thickness defect. Ann Plast Surg 2012;69:656-62.

103. Lam MT, Nauta A, Meyer NP, Wu JC, Longaker MT. Effective delivery of stem cells using an extracellular matrix patch results in increased cell survival and proliferation and reduced scarring in skin wound healing. Tissue Eng Part A 2013;19:738-47.

104. Meruane MA, Rojas M, Marcelain K. The use of adipose tissue-derived stem cells within a dermal substitute improves skin regeneration by increasing neoangiogenesis and collagen synthesis. Plast Reconstr Surg 2012;130:53-63.

105. Liu X, Wang Z, Wang R, et al. Direct comparison of the potency of human mesenchymal stem cells derived from amnion tissue, bone marrow and adipose tissue at inducing dermal fibroblast responses to cutaneous wounds. Int J Mol Med 2013;31:407-15.

106. Inbar L, Lapidot A. Metabolic regulation in Streptomyces parvulus during actinomycin D synthesis, studied with 13C- and 15N-labeled precursors by 13C and 15N nuclear magnetic resonance spectroscopy and by gas chromatography-mass spectrometry. J Bacteriol 1988;170:4055-64.

107. Lippert K, Galinski EA. Enzyme stabilization be ectoine-type compatible solutes: protection against heating, freezing and drying. Appl Microbiol Biotechnol 1992;37:61–5.

108. Harishchandra RK, Wulff S, Lentzen G, Neuhaus T, Galla HJ. The effect of compatible solute ectoines on the structural organization of lipid monolayer and bilayer membranes. Biophys Chem 2010;150:37-46.

109. Rigotti G, Marchi A, Galie M, et al. Clinical treatment of radiotherapy tissue damage by lipoaspirate transplant: a healing process mediated by adipose-derived adult stem cells. Plast Reconstr Surg 2007;119:1409-22; discussion 23-4.

110. Declaration of Helsinki - Ethical Principles for Medical Research Involving Human Subjects. In: 59th WMA General Assembly. Seoul, Korea: WMA; 2008.

111. Boukamp P, Petrussevska RT, Breitkreutz D, Hornung J, Markham A, Fusenig NE. Normal keratinization in a spontaneously immortalized aneuploid human keratinocyte cell line. J Cell Biol 1988;106:761-71.

112. Liu W, Saint DA. A new quantitative method of real time reverse transcription polymerase chain reaction assay based on simulation of polymerase chain reaction kinetics. Anal Biochem 2002;302:52-9.

113. Mulder GD, Vande Berg JS. Cellular senescence and matrix metalloproteinase activity in chronic wounds. Relevance to debridement and new technologies. J Am Podiatr Med Assoc 2002;92:34-7.

114. Loffler MW, Schuster H, Buhler S, Beckert S. Wound fluid in diabetic foot ulceration: more than just an undefined soup? Int J Low Extrem Wounds 2013;12:113-29.

115. Seah CC, Phillips TJ, Howard CE, et al. Chronic wound fluid suppresses proliferation of dermal fibroblasts through a Ras-mediated signaling pathway. J Invest Dermatol 2005;124:466-74.

116. Lim JK, Saliba L, Smith MJ, McTavish J, Raine C, Curtin P. Normal saline wound dressing--is it really normal? Br J Plast Surg 2000;53:42-5.

117. Yager DR, Kulina RA, Gilman LA. Wound fluids: a window into the wound environment? Int J Low Extrem Wounds 2007;6:262-72.

118. Nambu M, Kishimoto S, Nakamura S, et al. Accelerated wound healing in healing-impaired db/db mice by autologous adipose tissue-derived stromal cells combined with atelocollagen matrix. Ann Plast Surg 2009;62:317-21.

119. Ebrahimian TG, Pouzoulet F, Squiban C, et al. Cell therapy based on adipose tissue-derived stromal cells promotes physiological and pathological wound healing. Arterioscler Thromb Vasc Biol 2009;29:503-10.

120. Huang SP, Huang CH, Shyu JF, et al. Promotion of wound healing using adipose-derived stem cells in radiation ulcer of a rat model. J Biomed Sci 2013;20:51.

121. Scherzed A, Hackenberg S, Froelich K, et al. The effect of wound fluid on adipose-derived stem cells in vitro: a study in human cell materials. Tissue Eng Part C Methods 2011;17:809-17.

122. Pardee AB. G1 events and regulation of cell proliferation. Science 1989;246:603-8.

123. Loryman C, Mansbridge J. Inhibition of keratinocyte migration by lipopolysaccharide. Wound Repair Regen 2008;16:45-51.

124. Bowler P. The anaerobic and aerobic microbiology ol wounds: A review. Wounds 1998;10:170-8.

125. Ezepchuk YV, Leung DY, Middleton MH, Bina P, Reiser R, Norris DA. Staphylococcal toxins and protein A differentially induce cytotoxicity and release of tumor necrosis factor-alpha from human keratinocytes. J Invest Dermatol 1996;107:603-9.

126. Jones DL, Wagers AJ. No place like home: anatomy and function of the stem cell niche. Nat Rev Mol Cell Bio 2008;9:11-21.

127. Cho HH, Kyoung KM, Seo MJ, Kim YJ, Bae YC, Jung JS. Overexpression of CXCR4 increases migration and proliferation of human adipose tissue stromal cells. Stem Cells Dev 2006;15:853-64.

128. Gill SE, Parks WC. Metalloproteinases and their inhibitors: regulators of wound healing. Int J Biochem Cell Biol 2008;40:1334-47.

129. O'Keefe EJ, Payne RE, Jr., Russell N, Woodley DT. Spreading and enhanced motility of human keratinocytes on fibronectin. J Invest Dermatol 1985;85:125-30.

130. Ongenae KC, Phillips TJ, Park HY. Level of fibronectin mRNA is markedly increased in human chronic wounds. Dermatol Surg 2000;26:447-51.

131. Grinnell F, Ho CH, Wysocki A. Degradation of fibronectin and vitronectin in chronic wound fluid: analysis by cell blotting, immunoblotting, and cell adhesion assays. J Invest Dermatol 1992;98:410-6.

132. Widgerow AD. Chronic wounds - is cellular 'reception' at fault? Examining integrins and intracellular signalling. Int Wound J 2013;10:185-92.

133. Lee EY, Xia Y, Kim WS, et al. Hypoxia-enhanced wound-healing function of adipose-derived stem cells: increase in stem cell proliferation and up-regulation of VEGF and bFGF. Wound Repair Regen 2009;17:540-7.

134. O'Keefe EJ, Chiu ML, Payne RE, Jr. Stimulation of growth of keratinocytes by basic fibroblast growth factor. J Invest Dermatol 1988;90:767-9.

135. Suhardja A, Hoffman H. Role of growth factors and their receptors in proliferation of microvascular endothelial cells. Microsc Res Tech 2003;60:70-5.

136. Cao R, Brakenhielm E, Pawliuk R, et al. Angiogenic synergism, vascular stability and improvement of hind-limb ischemia by a combination of PDGF-BB and FGF-2. Nat Med 2003;9:604-13.

137. Ulrich D, Lichtenegger F, Unglaub F, Smeets R, Pallua N. Effect of chronic wound exudates and MMP-2/-9 inhibitor on angiogenesis in vitro. Plast Reconstr Surg 2005;116:539-45.

138. Ladwig GP, Robson MC, Liu R, Kuhn MA, Muir DF, Schultz GS. Ratios of activated matrix metalloproteinase-9 to tissue inhibitor of matrix metalloproteinase-1 in wound fluids are inversely correlated with healing of pressure ulcers. Wound Repair Regen 2002;10:26-37.

139. Xue M, Le NT, Jackson CJ. Targeting matrix metalloproteases to improve cutaneous wound healing. Expert Opin Ther Targets 2006;10:143-55.

140. Fisher C, Gilbertson-Beadling S, Powers EA, Petzold G, Poorman R, Mitchell MA. Interstitial collagenase is required for angiogenesis in vitro. Dev Biol 1994;162:499-510.

141. Ohno-Matsui K, Uetama T, Yoshida T, et al. Reduced retinal angiogenesis in MMP-2-deficient mice. Invest Ophthalmol Vis Sci 2003;44:5370-5.

142. Makela M, Larjava H, Pirila E, et al. Matrix metalloproteinase 2 (gelatinase A) is related to migration of keratinocytes. Exp Cell Res 1999;251:67-78.

143. Swarnakar S, Ganguly K, Kundu P, Banerjee A, Maity P, Sharma AV. Curcumin regulates expression and activity of matrix metalloproteinases 9 and 2 during prevention and healing of indomethacin-induced gastric ulcer. J Biol Chem 2005;280:9409-15.

144. McQuibban GA, Gong JH, Tam EM, McCulloch CA, Clark-Lewis I, Overall CM. Inflammation dampened by gelatinase A cleavage of monocyte chemoattractant protein-3. Science 2000;289:1202-6.

145. Lozito TP, Jackson WM, Nesti LJ, Tuan RS. Human mesenchymal stem cells generate a distinct pericellular zone of MMP activities via binding of MMPs and secretion of high levels of TIMPs. Matrix Biol 2013.

146. White MJ, Heckler FR. Oxygen free radicals and wound healing. Clin Plast Surg 1990;17:473-84.

147. Gronberg A, Zettergren L, Bergh K, et al. Antioxidants protect keratinocytes against M. ulcerans mycolactone cytotoxicity. PLoS One 2010;5:e13839.

148. Takahashi A, Masuda A, Sun M, Centonze VE, Herman B. Oxidative stress-induced apoptosis is associated with alterations in mitochondrial caspase activity and Bcl-2-dependent alterations in mitochondrial pH (pHm). Brain Res Bull 2004;62:497-504.

149. Cornacchione S, Sadick NS, Neveu M, et al. In vivo skin antioxidant effect of a new combination based on a specific Vitis vinifera shoot extract and a biotechnological extract. J Drugs Dermatol 2007;6:s8-13.

150. Mohadjer C, Siegert R, Jager H, Weidauer H. [Pressure-volume analysis of wound suction drainage containers and suction capacity of drainage tubes]. Langenbecks Arch Chir 1994;379:285-90.

151. Dissemond J, Witthoff M, Brauns TC, Haberer D, Goos M. [pH values in chronic wounds. Evaluation during modern wound therapy]. Hautarzt 2003;54:959-65.

152. Schreml S, Szeimies RM, Karrer S, Heinlin J, Landthaler M, Babilas P. The impact of the pH value on skin integrity and cutaneous wound healing. J Eur Acad Dermatol Venereol 2010;24:373-8.

153. Knapp S, Ladenstein R, Galinski EA. Extrinsic protein stabilization by the naturally occurring osmolytes beta-hydroxyectoine and betaine. Extremophiles 1999;3:191-8.

154. Mascellani N, Liu X, Rossi S, et al. Compatible solutes from hyperthermophiles improve the quality of DNA microarrays. BMC Biotechnol 2007;7:82.

155. Kim WS, Park BS, Sung JH, et al. Wound healing effect of adipose-derived stem cells: a critical role of secretory factors on human dermal fibroblasts. J Dermatol Sci 2007;48:15-24.

156. Rigotti G, Marchi A, Galie M, et al. Clinical treatment of radiotherapy tissue damage by lipoaspirate transplant: a healing process mediated by adipose-derived adult stem cells. Plast Reconstr Surg 2007;119:1409-22; discussion 23-4.

157. Mojallal A, Lequeux C, Shipkov C, et al. Improvement of skin quality after fat grafting: clinical observation and an animal study. Plast Reconstr Surg 2009;124:765-74.

158. Phulpin B, Gangloff P, Tran N, Bravetti P, Merlin JL, Dolivet G. Rehabilitation of irradiated head and neck tissues by autologous fat transplantation. Plast Reconstr Surg 2009;123:1187-97.

159. Murad A, Nath AK, Cha ST, Demir E, Flores-Riveros J, Sierra-Honigmann MR. Leptin is an autocrine/paracrine regulator of wound healing. Faseb J 2003;17:1895-7.

160. Fraser JK, Hicok KC, Shanahan R, Zhu M, Miller S, Arm DM. The Celution® System: Automated Processing of Adipose-Derived Regenerative Cells in a Functionally Closed System. Advances in Wound Care 2014;3(1):38-45.

10. Abkürzungsverzeichnis

AMG	Arzneimittelgesetz
AOK	Allgemeine Ortskrankenkasse
ASCs	Adipose-derived stem cells (Fettstammzellen)
AWF	Acute wound fluid (Sekret akuter Wunden)
b-FGF	Basic fibroblast growth factor (auch FGF-2)
BID	BH3 interacting domain death agonist
BioStoffV	Biostoffverordnung
BMI	Body-Mass-Index
BMSCs	Bone marrow-derived stem cells (Knochenmarkstammzellen)
BSA	Bovines Serumalbumin
CD-73	Cluster of differentiation 73 (immunphänotypisches Oberflächenmerkmal)
CFA	Cell free area (zellfreies Areal beim Scratchtest)
CRF	Case Report Form
ctrl	Control (Kontrolle)
CVI	Chronisch venöse Insuffizienz
CWF	Chronic wound fluid (Sekret chronischer Wunden)
DAPI	4',6-Diamidino-2-phenylindoldihydrochlorid (Kernfärbung)
DMEM	Dulbecco's MEM
DMSO	Dimethylsulfoxid
ECM	Extracellular matrix (Extrazelluläre Matrix)
EDTA	Ethylendiamintetraacetat
EGF	Epidermal growth factor
ELISA	Enzyme Linked Immunosorbent Assay
EQS	Externe Qualitätssicherung Hamburg
EQS	Externe Qualitätssicherung Hamburg
EschG	Embryonenschutzgesetz
ESCs	Epidermal stem cells
FACS	Fluorescence activated cell sorting
FBS	Fetal bovine serum
FC	Fold change (Veränderung der Genexpression)
FCS	Fetal calf serum
FGF	Fibroblast growth factor
GFP	Green fluorescent protein

HaCaT	Human adult low Calcium high Temperature (Keratinozyten-Zelllinie)
HDF	Humane dermale Fibroblasten
HEPES	2-(4-(2-Hydroxyethyl)- 1-piperazinyl)-ethansulfonsäure (Pufferlösung)
HIF-1α	Hypoxia-inducible factor 1-alpha
HLA	Humanes Leukozytenantigen
HyEc	Hydroxyectoin
IFOM	Institut für Forschung in der operativen Medizin
IFOM	Institut für Forschung in der operativen Medizin
Ig	Immunglobulin
IGF	Insulin-like growth factor
IL-1β	Interleukin-1-beta
iPS	induzierte Pluripotente Stammzellen
IVF	In-vitro Fertilisation
KGF	Keratinocyte growth factor
LOCF	Last observation carried forward
LPS	Lipopolysaccharide
MCP	Monocyte chemoattractant protein
min.	Minuten
MMPs	Matrix metalloproteinases (Matrixmetalloproteinasen)
MSCs	Mesenchymal stem cells (Mesenchymale Stammzellen)
MTT	3,(4,5-Dimethylthiazol-2-yl)-2,5-Diphenyl-Tetrazolium-bromid
MW	Mittelwert
NEA	Non essential amino acids
NPWT	Negative pressure wound therapy (Vakuumverband)
pAVK	Periphere arterielle Verschlusskrankheit
PBS	Phosphate buffered saline
PDGF	Platelet-derived growth factor
PE	Phycoerythrin
PFA	Paraformaldehyd
pKC	Primäre humane Keratinozyten
PVP	Polyvinyl-Pyrrolidon
qRT-PCR	Quantitative real-time polymerase chain reaction
rhPDGF	Rekombinanter humaner PDGF
RNA	Ribonucleic acid (Ribonukleinsäure)

ROS	Reaktive oxygen species
RPL	Ribosomales Protein L
SCNT	Somatic cell nuclear transfer (therapeutisches Klonen)
SOP	Standard Operation Procedure
Stabw	Standardabweichung
StZG	Stammzellgesetz
SVF	Stroma-vaskuläre Fraktion
TACs	Transient amplifying cells
TBS	TRIS buffered saline (TRIS-gepufferte Salzlösung)
TGF	Transforming growth factor
TGF-β3	Transforming growth factor beta 3
TIME	Akronym in der Wundheilung für Tissue, Infection, Moisture, Edge
TIMPs	Tissue inhibitors of matrix metalloproteinases
TNF-α	Tumornekrosefaktor-alpha
USA	United States of America (Vereinigte Staaten von Amerika)
USD	US-Dollar
UW/H	Universität Witten/Herdecke
VAC	Vacuum assisted closure
VAS	Visuelle Analogskala
VEGF	Vascular endothelial growth factor
VM	Vollmedium

11. Danksagung

Diese Habilitationsschrift wäre nicht ohne die Unterstützung und Hilfestellung einer Vielzahl von Personen entstanden, bei denen ich mich an dieser Stelle bedanken möchte.

Herrn Prof. Dr. med. Paul Christian Fuchs
(Direktor der Klinik für Plastische Chirurgie am Krankenhaus Merheim, Klinikum der privaten Universität Witten/Herdecke) für seine Unterstützung als Mentor, der mir stets ein Vorbild ist.

Herrn Univ.-Prof. Dr. Prof. h. c. Edmund A. M. Neugebauer,
(Leiter des Institutes für Forschung in der operativen Medizin – IFOM der Universität Witten/Herdecke), der mich über viele Jahre begleitet hat und mir mit seinem geschätzten Rat uneingeschränkt beiseite stand.

Meinen Doktoranden, Rotationsärzten und Labormitarbeitern,
(Frau Alina Schneider, Frau Nicola Bader, Dr. med. Paola Koenen, Frau Alexandra Lipensky, Frau Annette Richard und Frau Prof. Dr. Ewa Stürmer) für ihre fleißige Unterstützung bei der Durchführung meiner experimentellen Projekte.

Herrn Dr. med. Claas Buschmann,
der mir nicht nur als Freund, sondern auch als geschätzter Wissenschaftler mit Rat und Tat beiseite steht.

Meinen Eltern und Geschwistern,
ohne die ich sicher nie so weit gekommen wäre. Für ihre einzigartige Leistung und die uneingeschränkte Hilfe in allen Lebenslagen danke ich von ganzem Herzen.

Meiner Ehefrau Jenia,
die mich stets bei der Verwirklichung meiner Ziele mit viel Liebe unterstützt hat. Für ihr Verständnis und das hohe Maß an Toleranz gilt mein ganz besonderer Dank.

12. Anhänge

12.1 Patienteninformationen und Einwilligungen

12.1.1 Acute Wound Fluid (AWF)

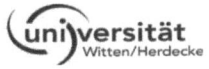

Sehr geehrte Patientin, sehr geehrter Patient,

die Klinik für Plastische Chirurgie (Direktor Prof. Dr. Dr. med. habil. G. Spilker) der Universität Witten-Herdecke führt ein Forschungsprojekt zu dem Thema **„Stammzelltherapie im Rahmen der Wundheilung"** durch.

Im Rahmen dieses Forschungsprojektes wird Wundsekret untersucht, welches zuvor im Anschluss an geplante Operationen von Patienten gewonnen wurde. Auch die Operation, die bei Ihnen durchgeführt werden soll, gibt uns die Möglichkeit, Wundsekret für die laufenden Untersuchungen zu gewinnen. Aus diesem Wundsekret werden Proteine isoliert, welche bezüglich ihres Effekts auf Zellkulturen genauer untersucht werden können. Sie ermöglichen hiermit Untersuchungen, welche wiederum anderen uns in Zukunft helfen können, große Gewebeverluste und schlecht heilende Wunden besser therapieren zu können.

Bei dem für unsere Untersuchung benötigten Wundsekret handelt es sich ausschließlich um Drainageflüssigkeit, welche im Anschluss an ihre Operation sowieso abgeleitet werden wird und welche wir normalerweise in den Abfall entsorgen würden. Wenn Sie bereit sind, für die Verwendung in der Forschung einzuwilligen, werden wir das gewonnene Wundsekret in ein Labor bringen lassen und dort die Proteine isolieren und kurzfristige Versuche an Zellen durchführen. **Im Rahmen der anonymisierten Untersuchung werden keinerlei Daten erhoben, welche einen Rückschluss auf Ihre Person zulassen.** Daher handelt es sich um eine so genannte anonymisierte Untersuchung. Die Zellen und die Proteine werden nach den Versuchen restlos vernichtet und auch nicht zum weiteren Gebrauch tiefgekühlt aufbewahrt.

Sie haben keinerlei Nachteile, egal, ob Sie den Untersuchungen zustimmen, oder nicht. Unabhängig von dieser Einwilligung werden wir Sie uneingeschränkt mit gleicher Sorgfalt behandeln, wie wir es bei jedem Patienten tun.

Ein gesondertes Risiko bei Teilnahme besteht für Sie ebenfalls nicht, da das verwendete Wundsekret in jedem Fall im Anschluss an ihre Operation abgeleitet werden muss und ausschließlich Wundsekret für die Wissenschaft verwendet wird, welches sonst entsorgt werden würde.

Alle personenbezogenen Patientendaten, welche im Zusammenhang mit Ihrem Aufenthalt im Krankenhaus erhoben werden, bleiben von der Untersuchung getrennt und werden in die Ergebnisse nicht einfließen. Die an den Untersuchungen beteiligten Ärzte verpflichten sich auch im Zusammenhang mit dieser Studie zu der selbstverständlichen Verschwiegenheit – im juristischen wie im ethischen Sinne. Bei Fragen wenden Sie sich jederzeit an den behandelnden Arzt.

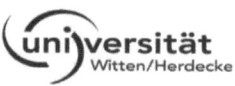

Einwilligung in die Verwendung von Wundsekret aus Drainage-Flaschen für wissenschaftliche Untersuchungen

Patientenetikett:

*Name (Arzt):*_____

Ich wurde verständlich darüber unterrichtet, dass Gewebe, welches im Rahmen meiner anstehenden Operation sowieso entfernt werden wird, einer wissenschaftlichen Untersuchung zugeführt wird. Medizinisch sind hiermit für mich keinerlei Nachteile oder zusätzliche Risiken verbunden.

Ich stimme der wissenschaftlichen Untersuchung meines Wundsekretes zu.

Ich verzichte auf ein Entgelt für die Bereitstellung der Proben.

Personenbezogene Patientendaten werden innerhalb der Studie nicht verwendet. Es wird zu jedem Zeitpunkt die Schweigepflicht und das Datenschutzgesetz beachtet. Alle Gewebe und Daten werden nach Beendigung der Untersuchung unmittelbar vernichtet.

*Köln, den*_____

*Patient:*_____

*Arzt:*_____

12.1.2 Chronic Wound Fluid (CWF)

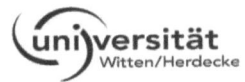

Sehr geehrte Patientin, sehr geehrter Patient,

die Klinik für Plastische Chirurgie (Direktor Prof. Dr. Dr. med. habil. G. Spilker) der Universität Witten-Herdecke führt ein Forschungsprojekt zu dem Thema „**Stammzelltherapie chronischer Wunden**" durch.

Im Rahmen dieser Untersuchung werden Zellen aus Gewebe gewonnen, welches zuvor im Rahmen von geplanten Operationen von Patienten entfernt wurde. Zu solchen Operationen zählen u. a. Eingriffe wie Wundreinigungen (sog. Debridements). Auch die Operation, die bei Ihnen durchgeführt werden soll, gibt uns die Möglichkeit, Gewebe für die laufenden Untersuchungen zu gewinnen. Aus diesem Gewebe werden Proteine isoliert, welche bezüglich ihres Effekts auf Zellkulturen genauer untersucht werden können. Sie ermöglichen hiermit Untersuchungen, welche wiederum anderen uns in Zukunft helfen werden, große Gewebeverluste und schlecht heilende Wunden besser therapieren zu können.

Bei dem für unsere Untersuchung benötigten Gewebe handelt es sich ausschließlich um Gewebe, welches im Rahmen ihrer Operation sowieso entfernt werden wird und welches wir normalerweise in den Abfall entsorgen würden. Wenn Sie bereit sind, für die Verwendung in der Forschung einzuwilligen, werden wir das gewonnene Gewebe in ein Labor bringen lassen und dort die Proteine isolieren und kurzfristige Versuche an Zellen durchführen. **Im Rahmen der anonymisierten Untersuchung werden keinerlei Daten erhoben, welche einen Rückschluss auf Ihre Person zulassen.** Daher handelt es sich um eine so genannte anonymisierte Untersuchung. Die Zellen und die Proteine werden nach den Versuchen restlos vernichtet und auch nicht zum weiteren Gebrauch tiefgekühlt aufbewahrt.

Sie haben keinerlei Nachteile, egal, ob Sie den Untersuchungen zustimmen, oder nicht. Unabhängig von dieser Einwilligung werden wir Sie uneingeschränkt mit gleicher Sorgfalt behandeln, wie wir es bei jedem Patienten tun.

Ein gesondertes Risiko bei Teilnahme besteht für Sie ebenfalls nicht, da das verwendete Gewebe in jedem Fall operativ entfernt werden muss und ausschließlich Gewebe für die Wissenschaft verwendet wird, welches sonst entsorgt werden würde.

Alle personenbezogenen Patientendaten, welche im Zusammenhang mit Ihrem Aufenthalt im Krankenhaus erhoben werden, bleiben von der Untersuchung getrennt und werden in die Ergebnisse nicht einfließen. Die an den Untersuchungen beteiligten Ärzte verpflichten sich auch im Zusammenhang mit dieser Studie zu der selbstverständlichen Verschwiegenheit – im juristischen wie im ethischen Sinne. Bei Fragen wenden Sie sich jederzeit an den behandelnden Arzt.

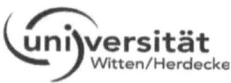

Einwilligung in die Verwendung von Gewebe für wissenschaftliche Untersuchungen

Patientenetikett:

Name (Arzt): _____

Ich wurde verständlich darüber unterrichtet, dass Gewebe, welches im Rahmen meiner anstehenden Operation sowieso entfernt werden wird, einer wissenschaftlichen Untersuchung zugeführt wird. Medizinisch sind hiermit für mich keinerlei Nachteile oder zusätzliche Risiken verbunden.

Ich stimme der wissenschaftlichen Untersuchung meines Gewebes zu und werde so dazu beitragen, dass anderen erkrankten Menschen in Zukunft besser geholfen werden kann.

Ich verzichte auf ein Entgelt für die Bereitstellung der Proben.

Personenbezogene Patientendaten werden innerhalb der Studie nicht verwendet. Es wird zu jedem Zeitpunkt die Schweigepflicht und das Datenschutzgesetz beachtet. Alle Gewebe und Daten werden nach Beendigung der Untersuchung unmittelbar vernichtet.

*Köln, den*_____

*Patient:*_____

*Arzt:*_____

12.1.3 Adipose-derived stem cells (ASCs)

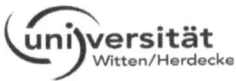

Sehr geehrte Patientin, sehr geehrter Patient,

die Klinik für Plastische Chirurgie (Direktor Prof. Dr. Dr. med. habil. G. Spilker) der Universität Witten-Herdecke führt ein Forschungsprojekt mit dem Titel „**Isolation, Untersuchung und Differenzierung adulter Stammzellen aus Lipoaspirat und Fettresektaten**" durch.
Im Rahmen dieser Untersuchung werden Zellen aus Gewebe gewonnen, welches zuvor im Rahmen von geplanten Operationen von Patienten entfernt wurde. Zu solchen Operationen zählen u. a. Eingriffe wie Bauchdeckenstraffungen, Brustoperationen und Entfernung von Weichteilgewebe. Auch die Operation, die bei Ihnen durchgeführt werden soll, gibt uns die Möglichkeit, Gewebe für die laufenden Untersuchungen zu gewinnen. Aus diesem Gewebe werden Vorläuferzellen (sog. Stammzellen) isoliert, welche bezüglich ihres Stoffwechsels und ihres Differenzierungsverhaltens genauer untersucht werden können. Sie ermöglichen hiermit Untersuchungen, welche wiederum anderen uns in Zukunft helfen werden, große Gewebeverluste und schlecht heilende Wunden besser therapieren zu können.

Bei dem für unsere Untersuchung benötigten Gewebe handelt es sich ausschließlich um Gewebe, welches im Rahmen ihrer Operation sowieso entfernt werden wird und welches wir normalerweise in den Abfall entsorgen würden. Wenn Sie bereit sind, für die Verwendung in der Forschung einzuwilligen, werden wir das gewonnene Gewebe in ein Labor bringen lassen und dort den gesuchten Zelltyp isolieren und kurzfristige Versuche an den Zellen durchführen. **Im Rahmen der anonymisierten Untersuchung werden keinerlei Daten erhoben, welche einen Rückschluss auf Ihre Person zulassen.** Daher handelt es sich um eine so genannte anonymisierte Untersuchung. Die Zellen werden nach den Versuchen restlos vernichtet und auch nicht zum weiteren Gebrauch tiefgekühlt aufbewahrt.

Sie haben keinerlei Nachteile, egal, ob Sie den Untersuchungen zustimmen, oder nicht. Unabhängig von dieser Einwilligung werden wir Sie uneingeschränkt mit gleicher Sorgfalt behandeln, wie wir es bei jedem Patienten tun.
Ein gesondertes Risiko bei Teilnahme besteht für Sie ebenfalls nicht, da das verwendete Gewebe in jedem Fall operativ entfernt werden muss und ausschließlich Gewebe für die Wissenschaft verwendet wird, welches sonst entsorgt werden würde.
Alle personenbezogenen Patientendaten, welche im Zusammenhang mit Ihrem Aufenthalt im Krankenhaus erhoben werden, bleiben von der Untersuchung getrennt und werden in die Ergebnisse nicht einfließen. Die an den Untersuchungen beteiligten Ärzte verpflichten sich auch im Zusammenhang mit dieser Studie zu der selbstverständlichen Verschwiegenheit – im juristischen wie im ethischen Sinne. Bei Fragen wenden Sie sich jederzeit an den behandelnden Arzt.

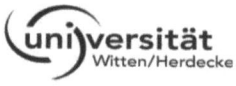

Einwilligung in die Verwendung von Gewebe für wissenschaftliche Untersuchungen

Patientenetikett:

Name (Arzt): _____

Ich wurde verständlich darüber unterrichtet, dass Gewebe, welches im Rahmen meiner anstehenden Operation sowieso entfernt werden wird, einer wissenschaftlichen Untersuchung zugeführt wird. Medizinisch sind hiermit für mich keinerlei Nachteile oder zusätzliche Risiken verbunden.

Ich stimme der wissenschaftlichen Untersuchung meines Gewebes zu und werde so dazu beitragen, dass anderen erkrankten Menschen in Zukunft besser geholfen werden kann.

Ich verzichte auf ein Entgelt für die Bereitstellung der Proben.

Personenbezogene Patientendaten werden innerhalb der Studie nicht verwendet. Es wird zu jedem Zeitpunkt die Schweigepflicht und das Datenschutzgesetz beachtet. Alle Gewebe und Daten werden nach Beendigung der Untersuchung unmittelbar vernichtet.

Köln, den _____

Patient: _____

Arzt: _____

12.1.4 Lipofilling-Studie

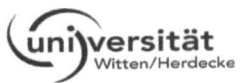

STUDIE ZUR VERBESSERUNG DER WUNDHEILUNG CHRONISCHER UNTERSCHENKELGESCHWÜRE DURCH EIGENFETT-TRANSPLANTATION

Sehr geehrte Patientin, sehr geehrter Patient,

die Klinik für Plastische Chirurgie unter Leitung von Prof. Dr. med. Paul C. Fuchs der Universität Witten/Herdecke führt eine Studie mit dem oben genannten Titel durch.

Die Eigenfettgewebstransplantation ist eine bewährte Operationsmethode in der Plastischen Chirurgie. Hierbei wird nach Fettabsaugung das gewonnene Gewebe zur Modellierung der Körperform in andere Bereiche eingespritzt. So lassen sich zum Beispiel Lippen, Wangen oder Brüste auffüllen und verschönern. Es ist beobachtet worden, dass sich die Hautqualität der unterspritzten Bereiche verbessert und Wunden zur Abheilung gebracht werden konnten. Dies wird auf die Präsenz von Stammzellen im Fettgewebe zurückgeführt. Aufgrund dieser Beobachtungen und wissenschaftlicher Erkenntnisse in der Grundlagenforschung soll im Rahmen dieser Studie gezeigt werden, dass chronische Wunden, wie zum Beispiel Unterschenkelgeschwüre, durch Transplantation von Eigenfett zur Abheilung gebracht werden können.

Die Methode ist minimal-invasiv, das heißt es ist ein gering belastender Eingriff, für den nur ein kleiner Hautschnitt notwendig ist. Im Detail bedeutet dies, dass am Bauch oder am Oberschenkel nach Einspritzung einer lokal betäubenden Flüssigkeit ein kleiner stichförmiger Schnitt durchgeführt wird, über den eine Kanüle zur Absaugung des Fettgewebes eingeführt wird. Vor der Fettabsaugung muss eine Einwirkzeit von etwa 20 Minuten eingehalten werden. Das entnommene Fett wird dann aufbereitet und gleich im Anschluss unter die Wunde gespritzt. Durch diesen Zwischenschritt verlängert sich die Eingriffszeit um ca. 10 Minuten. Gleichzeitig wird eine chirurgische Säuberung und Wundanfrischung (Debridement) des Unterschenkelgeschwürs durchgeführt. Die so entstandene „frische" Wunde wird dann mit einer speziellen Wundauflage (Polyurethanschaum), welches ein optimales Wundmilieu schafft, abgedeckt. Diese Wundauflage muss nur alle 3 bzw. 4 Tage gewechselt werden und bietet einen hohen Tragekomfort.

Zur Kontrolle des Therapieerfolges wird vor und nach der Operation die Wunde vermessen und nach klinischen Gesichtspunkten beurteilt sowie an insgesamt 3 Tagen eine kleine Wundprobe entnommen. Die Dauer der Therapie beträgt insgesamt 3 Wochen, in denen sie sich insgesamt vier mal ambulant zur Wundbeurteilung und zum Verbandwechsel bei uns vorstellen. Der stationäre Aufenthalt für die Operation ist in der Regel auf 2 Tage begrenzt. In vielen Fällen besteht ebenfalls die Möglichkeit, den Eingriff ambulant durchführen zu lassen. 2 Monate nach der Operation wird dann noch eine abschließende Beurteilung des Therapieerfolges durchgeführt.

Damit die Ergebnisse dieser Studie eine hohe Aussagekraft haben ist es erforderlich, eine sogenannte Randomisierung durchzuführen. Das bedeutet, dass Sie zu Beginn der Studie nach dem Zufallsprinzip einer Therapiegruppe zugewiesen werden. Entweder erhalten sie

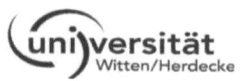

eine Wundbehandlung durch chirurgische Wundanfrischung (Debridement) <u>mit</u> anschließender Eigenfett-Transplantation oder die gleiche Behandlung <u>ohne</u> Eigenfett-Transplantation. Die Eingriffszeit mit der konventionellen Methode ohne Fett-Transplantation beträgt ca. 30 Minuten. Der Eingriff mit zusätzlicher Eigenfett-Transplantation dauert ungefähr 30 Minuten länger, also insgesamt 60 Minuten. In beiden Gruppen erfolgt die gleiche Nachbehandlung mit der speziellen Wundauflage (Polyurethanschaum). Auf die zufällige Therapiezuteilung hat weder der Arzt noch der Patient einen Einfluss.

Im Falle eines Nicht-Ansprechens auf die jeweilige Therapie wäre jederzeit der Wechsel zu einer anderen Methode zum Wundverschluss möglich. Sie haben keinerlei Nachteile, egal, ob Sie an der Studie teilnehmen oder nicht. Unabhängig von dieser Einwilligung werden wir Sie uneingeschränkt mit gleicher Sorgfalt behandeln, wie wir es bei jedem Patienten tun. Ein gesondertes studienbedingtes Risiko bei Teilnahme an der Studie besteht für Sie ebenfalls nicht. Die Entnahme von Wundproben ist ungefährlich und es können keine Dauerschäden entstehen. Sie können auch jederzeit ohne Angabe von Gründen die Teilnahme an der Studie beenden.

Die im Rahmen der Studie geplanten Eingriffe weisen geringe Risiken und Komplikationsgefahren auf. Es kann in seltenen Fällen, wie bei jedem operativen Eingriff, zu den folgenden unerwünschten Ereignissen kommen: Blutung, Nachblutung, Infektion, Wundheilungs-störungen, Misserfolg, Verletzung in der Nähe liegender Strukturen (bei der Fettabsaugung am Bauch könnte es in äußerst seltenen Fällen nur bei Durchbohrung der relativ dicken Bauchwand zu einer Organverletzung kommen). Als alternative Behandlungsmöglichkeiten, neben den beiden in der Studie vorgesehenen Eingriffen, stehen folgende Maßnahmen zur Verfügung (nach Größe, Aufwand und Risiko ansteigend geordnet): konservative Wundpflege ohne operativen Eingriff, freie Hauttransplantation, Deckungsversuch mittels einer lokalen Lappenplastik, freier Gewebetransfer mit mikrochirurgischem Blutgefäßanschluß. Sämtliche alternative operative Eingriffe sind mit mindestens den gleichen oder in den meisten Fällen mit weitaus größeren Risiken verbunden.

Im Rahmen dieser anonymisierten Untersuchung werden keinerlei Daten erhoben, welche einen Rückschluss auf Ihre Person zulassen. Daher handelt es sich um eine so genannte anonymisierte Untersuchung. Alle personenbezogenen Patientendaten, welche im Zusammenhang mit Ihrem Aufenthalt im Krankenhaus erhoben werden, bleiben von der Untersuchung getrennt und werden in die Ergebnisse nicht einfließen. Die an den Untersuchungen beteiligten Ärzte verpflichten sich auch im Zusammenhang mit dieser Studie zu der selbstverständlichen Verschwiegenheit, im juristischen sowie im ethischen Sinne.

Abschließend ist noch darauf hinzuweisen, dass keine zusätzliche Probandenversicherung abgeschlossen wurde. Der Versicherungsschutz umfasst also sämtliche Risiken, die bei jedem Krankenhausaufenthalt versichert sind.

Bei Fragen wenden Sie sich bitte jederzeit an den behandelnden Arzt.

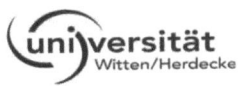

Einwilligung in die Teilnahme an der Studie

mit dem Titel „Verbesserung der Wundheilung chronischer Unterschenkelgeschwüre durch Eigenfett-Transplantation"

```
┌─────────────────────────┐
│                         │
│     Patientenetikett    │
│                         │
└─────────────────────────┘
```

Ich wurde von _____ verständlich und ausführlich über die oben genannte Studie aufgeklärt. Über mögliche Risiken und Komplikationen sowie alternative Behandlungsmethoden wurde ich umfassend informiert. Ich hatte genug Zeit um Fragen zu stellen, und mir wurden sämtliche Fragen zufrieden stellend beantwortet. Zusätzlich habe ich die Patienteninformation erhalten und gelesen.

Hiermit willige ich in die Teilnahme der oben genannten Studie ein. Mir ist bewusst, dass möglicherweise ein Verfahren angewendet wird, welches sich noch in der klinischen Erprobung befindet.

_____
Datum, Uhrzeit

_____   _____
Unterschrift Arzt   Unterschrift Patient/in

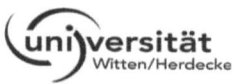

INFORMATION UND EINWILLIGUNG ZUM DATENSCHUTZ

Patientenetikett

Bei wissenschaftlichen Studien werden persönliche Daten und medizinische Befunde über Sie erhoben. Die Weitergabe, Speicherung und Auswertung dieser studienbezogenen Daten erfolgt nach gesetzlichen Bestimmungen (§ 40 Abs. 2 BDSG) und setzt vor Teilnahme an der Studie folgende freiwillige Einwilligung voraus:

1. Ich erkläre mich damit einverstanden, dass im Rahmen dieser Studie erhobene Daten/Krankheitsdaten auf Fragebögen und elektronischen Datenträgern aufgezeichnet und ohne Namensnennung verarbeitet werden

2. Außerdem erkläre ich mich damit einverstanden, dass eine autorisierte und zur Verschwiegenheit verpflichtete Person (z.B.: des Auftraggebers, der Universität) in meine erhobenen personenbezogenen Daten Einsicht nimmt, soweit dies für die Überprüfung des Projektes notwendig ist. Für diese Maßnahme entbinde ich den Arzt von der ärztlichen Schweigepflicht.

_____ _____
Datum, Uhrzeit   Unterschrift Patient/in

12.2 Standard Operation Procedures (SOPs) der Lipofilling-Studie

SOP WUNDBEURTEILUNG UND VERBANDWECHSEL

Vor Beginn der Wundbeurteilung werden Datum und Uhrzeit in das CRF eingetragen. Die Wunde wird nach Entfernen des Verbandes nach klinischen Aspekten hinsichtlich eines Wundinfektes analysiert. Hinweise auf einen Wundinfekt sind Eiter, übler Geruch, deutliche perifokale Rötung, Schwellung und übermäßiger Schmerz. Bei klinischem Anhalt für einen Wundinfekt wird grundsätzlich ein Wundabstrich aus dem Zentrum der Wunde entnommen und zur mikrobiologischen Untersuchung versandt. Sonst wird nur an den im CRF vorgegebenen Tagen ein Wundabstrich entnommen. Dann wird die Wunde vorsichtig mit einer mit Prontosan getränkten Kompresse oberflächlich gereinigt und anschließend gespült.

Mit einem zur einmaligen Verwendung vorgesehenen Papier-Lineal (Fa. Hartmann) werden der größte Durchmesser der Wunde und der größte Durchmesser lotrecht zum ersten ermittelt und im CRF notiert. Anschließend wird der Grad der Epithelialisierung der Wunde angegeben. Dies erfolgt nach klinischen Aspekten und wird in 25%-Schritte eingeteilt (0-25%, 25-50%, 50-75%, 75-100%).

Zur digitalen Fotodokumentation wird eine Digitalkamera der Firma Canon, Model IXUS verwendet. Es wird ein Foto im 90°-Winkel erstellt. Der Abstand wird so gewählt, dass die Wunde inklusiv der Wundränder sowie das Lineal vollständig auf dem Foto erkennbar sind. Dabei soll die Wunde nahezu das gesamte Foto ausfüllen.

Der Patient wird bei jeder Wundbeurteilung hinsichtlich seines Schmerzempfindens im Wundbereich des Ulkus sowie der Fettentnahmestelle (nach Liposuktion) befragt. Zur standardisierten Erhebung wird die Visuelle Analog Skala (VAS) verwendet. Hierbei reichen die Antwortmöglichkeiten von 0 = kein Schmerz bis maximal 10 = der größte vorstellbare Schmerz. Die Ziffern werden im CRF dokumentiert.

Am Ende wird die Wunde mit einer Polyurethan-Wundauflage (Biatain®, Fa. Coloplast) abgedeckt und ein elastischer Wickelverband angelegt.

SOP Wundbiopsie

Die Entnahme der Wundbiopsie erfolgt mittels einer 2-mm-Stanze. Die Biopsie wird im Abstand von 1 mm zum Wundrand des Ulkus bei im CRF angegebener Position entnommen. Dabei bezeichnet 12 Uhr bei Aufsicht den kranialen Pol der Wunde. Die Stanze wird senkrecht zum Wundgrund aufgesetzt und etwa 1,5 mm in die Tiefe eingedreht. Das separierte Gewebestück wird mit einer feinen Pinzette oder einer Kanüle vorsichtig aufgenommen und in ein mit Formalin gefülltes Gefäß überführt. Die Biopsie wird zur histopathologischen Beurteilung in das Labor von Prof. Dr. Brockmann versandt.

SOP Liposuktion

Identifikation der Entnahmestelle am Vortag der Op je nach Beschaffenheit des Gewebes, der Fettverteilung und der Wünsche des Patienten vom Abdomen / Flanke oder vom Oberschenkel.

Vorbereitung einer Standard-Tumeszenzlösung (1.000 ml NaCl, 1 ml Adrenalin 1:1000, 20 ml Xylocain 1%, 12,5 ml Natriumbicarbonat). Diese wird nach suffizienter Anästhesie mittels einer 2 mm Byron-Infiltrationskanüle in das subkutane Fettgewebe der Entnahmestelle eingespritzt. Das Volumen der eingespritzten Tumeszenzlösung entspricht etwa dem 10-fachen der errechneten Menge des benötigten Lipoaspirats (s.u.). Es folgt eine Einwirkzeit von 20 min, währenddessen das Wunddebridement erfolgt (siehe SOP Debridement).

Setzen einer 3 mm langen Stichinzision mittels 11er Skalpell. Die Fettabsaugung erfolgt mit einer 3 mm Tulip-Kanüle (Blunt Tip) und 10 ml Luer-Lok Spritzen (BD, Franklin Lakes, NJ, USA) mit manuellem Aufbau des Unterdrucks. Die zu entnehmende Menge an Lipoaspirat wird mit 1,2 ml pro Quadratzentimeter Wundfläche berechnet.

Verschluss der Wunde mittels 6/0 Ethilon Einzelknopfnaht.

SOP Fettaufbereitung nach Coleman (Waschvorgang)

Das gewonnene Fett wird zunächst in den 10 ml Spritzen belassen, die Spritze wird mit einer roten Drehverschlußkappe versehen und in den Spritzenständer gestellt. Nach Gewinnung der benötigten Menge Lipoaspirat werden die Spritzen-Stempel entfernt und die oben offenen Spritzen mit Inhalt bei 150 g für 3 Minuten zentrifugiert. Dabei sollte darauf geachtet werden, dass das Gewicht der einzelnen Proben in der Zentrifuge austariert ist. Danach Ablassen und Verwerfen der unteren flüssigen Phase durch vorsichtiges Entfernen der Drehverschlußkappe. Absaugen der oberen öligen Phase durch eine sterile Kompresse. Das gewaschene Fettgewebe wird dann mittels Byron Luer Lok Adapter in 1 ml Luer Lok Spritzen umgefüllt. Es muß darauf geachtet werden, dass ein Lufteinschluß in der Spritze vermieden wird.

SOP Implantation

Das gewaschene Fettgewebe wird mittels 1 ml Luer Lok Spritzen und 1,5 mm Byron Microinjector Kanüle (Spoon Tip oder Roundend Blunt Tip) in die Wundränder des debridierten Ulcus injiziert. Hierbei sollte beachtet werden, dass die Injektion mindestens subdermal/subkutan erfolgt, und dann, wenn möglich, in weiteren Schichten in der Tiefe. Der Wundrand sollte sich leicht wölben, jedoch sollte eine Blanchierung der Haut durch zuviel Spannung, vermieden werden. Des Weiteren wird der Ulcusgrund durch Fettinjektionsschichten unterminiert, so dass das gesamte Ulkus subläsional unterspritzt ist. Applikation der Injektion bis zu 1 cm vom Ulkusrand entfernt. Anschließend wird das eingespritzte Fettgewebe vorsichtig einmassiert und, wenn notwendig, ein wenig modelliert. Die zu injizierende Menge an gewaschenem Fettgewebe wird mit 0,5 ml pro 1 cm² Wundfläche berechnet. Analog wird in der Gruppe K statt gewaschenem Fettgewebe die gleiche Menge an 0,9%iger Kochsalzlösung in gleicher Weise injiziert. Im Unterschied zur Fett-Implantation wird hier zur Injektion eine stumpfe Einweg-Kanüle (rot, 25 Gauge) verwendet. Die gesamte Wunde wird schließlich mit einer sterilen Wundauflage (Biatain®, Firma Coloplast) abgedeckt, welche bis zum nächsten Verbandswechsel auf der Wunde verbleibt.

SOP Debridement

Nach sterilem Abwaschen und Abdecken des Unterschenkels wird die Wunde vorsichtig mit dem scharfen Löffel debridiert. Dabei sollen Beläge und Nekrosen unter Schonung vitaler Gewebestrukturen abgetragen werden. Granulantionsgewebe wird belassen und lediglich vorsichtig angefrischt. Kleine Blutungen werden mittels bipolarer Elektrokoagulation gestillt. Die nun saubere Wunde wird mit Prontosan gespült und bis zur Implantation mit in Prontosan-getränkten Kompressen feucht gehalten.

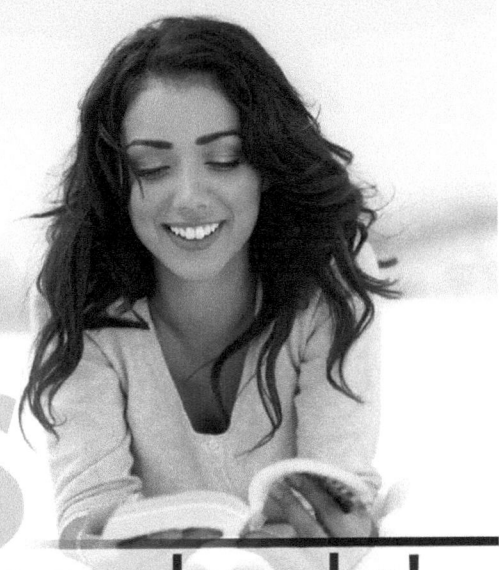

I want morebooks!

Buy your books fast and straightforward online - at one of the world's fastest growing online book stores! Environmentally sound due to Print-on-Demand technologies.

Buy your books online at
www.get-morebooks.com

Kaufen Sie Ihre Bücher schnell und unkompliziert online – auf einer der am schnellsten wachsenden Buchhandelsplattformen weltweit!
Dank Print-On-Demand umwelt- und ressourcenschonend produziert.

Bücher schneller online kaufen
www.morebooks.de

OmniScriptum Marketing DEU GmbH
Heinrich-Böcking-Str. 6-8
D - 66121 Saarbrücken
Telefax: +49 681 93 81 567-9

info@omniscriptum.com
www.omniscriptum.com

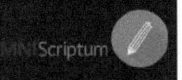

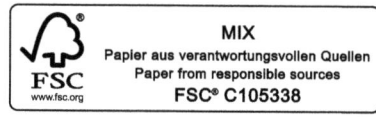

Printed by Books on Demand GmbH, Norderstedt / Germany